2018年
中国健康城市研究报告

上海师范大学都市文化研究中心
上海华夏社会发展研究院 编

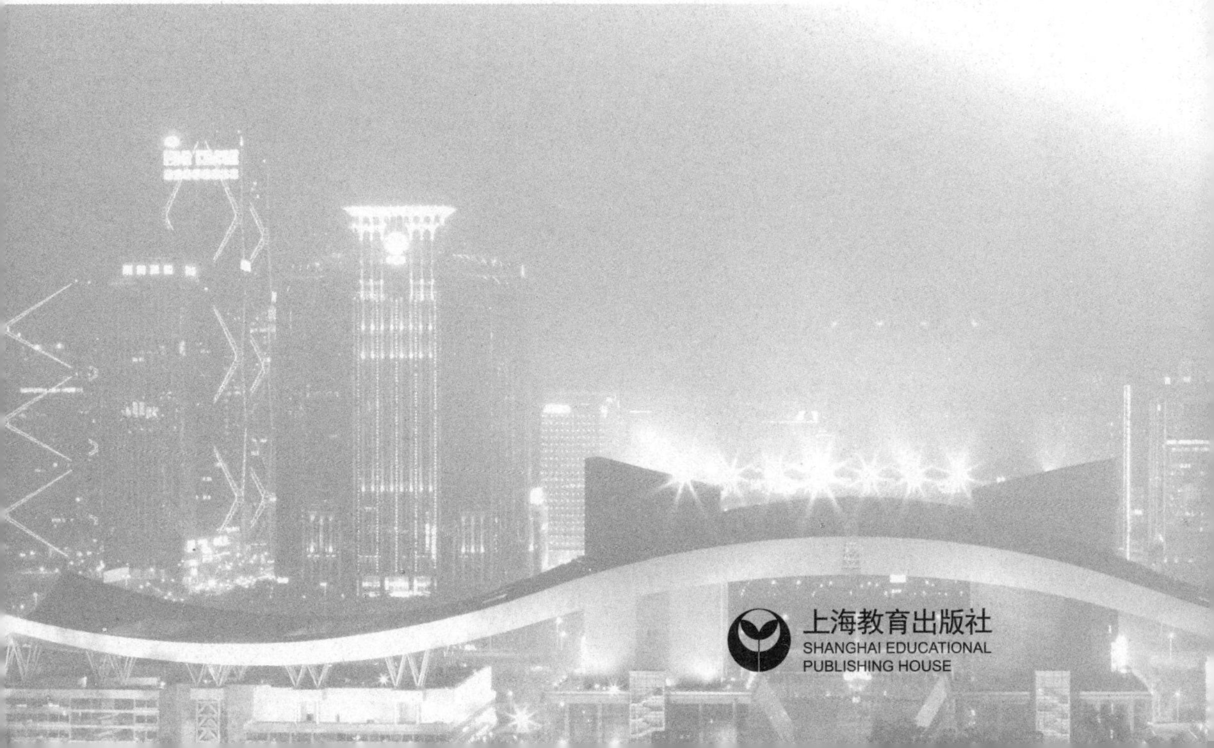

上海教育出版社
SHANGHAI EDUCATIONAL
PUBLISHING HOUSE

编委会

主　　　编：苏智良　鲍宗豪

副 主 编：陈新光

数据建模分析：陆元鸿

编　　　委：（按姓氏笔画排序）

邢远阁　向　昆　刘海辉　刘　毅　李艺冉

宋　婕　陈旭颖　陈佳佳　武凌竹　袁志秀

葛玉兰　鲍　琳

序

更健康的城市，更健康的生活

苏智良
（教育部人文社会科学基地上海师范大学都市文化研究中心主任、教授）

在如今的中国，健康生活、健康城市的理念已深入人心。

自1978年改革开放以来，中国用40年的时间走完了发达国家几百年才走完的工业化道路，从人民生活水平到国家经济实力都有了很大的提高。但随着工业化、城镇化、人口老龄化进程加快，我国居民生产生活方式和疾病谱不断发生变化。心脑血管疾病、癌症、慢性呼吸系统疾病、糖尿病等慢性非传染性疾病导致的死亡人数占总死亡人数的88%，导致的疾病负担占疾病总负担的70%以上。居民健康知识知晓率偏低，吸烟、过量饮酒、缺乏锻炼、不合理膳食等不健康生活方式比较普遍，由此引起的疾病问题日益突出。肝炎、结核病、艾滋病等重大传染病防控形势仍然严峻，精神卫生、职业健康、地方病等方面问题不容忽视。

于是，提倡健康生活、推广健康城市理念就显得非常迫切。国内许多学者从不同角度对健康城市的内涵进行了阐释，提出了三大健康新理念：一是以人的健康为中心的理念；二是"没有全民的健康，就不是真正的小康"的理念；三是健康人群、健康环境和健康社会有机结合的理念。健康城市就是从城市规划、建设到管理都以居民的健康为中心，尽可能保障市民的健康生活，拥有良好的居住条件、健康体魄、和谐环境。

其实，没有健康现代化，就没有健康城市和国家的现代化。一人之本在于个人的健康，一国之基在于全民的健康。要实施健康中国战略，树立健康城市建设新理念，就是要把准时代脉搏，回应人民期待，把健康城市和健康村镇建设作为推进健康中国建设的重要抓手，开启健康中国建设新局面。

感谢新华社《新华每日电讯》的精诚合作，2018 年的金秋季节，我们在北京共同举行首届"'健康中国'年度标志城市发布会"。又过了一年，我们欣喜地看到国务院于 2019 年 6 月 24 日印发《国务院关于实施健康中国行动的意见》，目的是加快推动从以治病为中心转变为以人民健康为中心，动员全社会落实预防为主方针，实施健康中国行动，提高全民健康水平。

现在，健康中国已经成为中国的国家战略。到 2022 年，健康促进政策体系基本建立，全民健康素养水平稳步提高，健康生活方式加快推广，重大慢性病发病率上升趋势得到遏制，重点传染病、严重精神障碍、地方病、职业病得到有效防控，致残和死亡风险逐步降低，重点人群健康状况显著改善。

到 2030 年，全民健康素养水平大幅提升，健康生活方式基本普及，居民主要健康影响因素得到有效控制，因重大慢性病导致的过早死亡率明显降低，人均健康预期寿命得到较大提高，居民主要健康指标水平进入高收入国家行列，健康公平基本实现。

国务院的《意见》强调，国家层面成立健康中国行动推进委员会，制定印发《健康中国行动（2019—2030 年）》，细化 15 个专项行动的目标、指标、任务和职责分工，统筹指导各地区各相关部门加强协作，研究疾病的综合防治策略，做好监测考核。要动员各方广泛参与，凝聚全社会力量，形成健康促进的强大合力。要加强公共卫生体系建设和人才培养，加强财政支持，强化资金统筹，优化资源配置，加强科技、信息支撑，完善法律法规体系。要注重宣传引导，及时发布政策解读，设立健康中国行动专题网站，以有效方式引导群众了解和掌握必备健康知识，践行健康生活方式。

习近平主席指出，经济要发展，健康要上去，人民的获得感、幸福感、安全感都离不开健康，要大力发展健康事业，要做身体健康的民族。

当下的中国，城市越来越美，市民的幸福感越来越强，生活方式也越来越健康。中国人的平均寿命在不断提高，目前已达到 77 岁。在人均寿命全国最高的城市上海，男性预期寿命已超过 81.25 岁，女性预期寿命更达到 86.08 岁。不仅如此，我们还需要关注健康寿命。例如日本女性的平均寿命已达到 87 岁，但健康寿命只有 75 岁，也就是说日本老太太平均有 12 年的日常生活受到这种或那种的限制，处于"不健康"状态。现在，日本已提出健康寿命延长计划，要延长健康寿命，就需要在城市营造更加自然的、保持健康的环境，提出更健康的生活方式，实施预防疾病与预防重病的措施。

本年度报告根据国家颁布的各类指标，展示了健康城市的各个方面，也介绍了广州、深圳、鄂尔多斯、郑州、杭州、青岛，以及廊坊、嘉峪关、黄冈等地建设健康城市的经验和方案。概括而言，各地的主要经验是：加强党和政府领导，实现健康城市建设整体化；强调政策定力，推进健康城市建设常态化；发展健康经济，推动健康城市建设生态化；遵循"循证"理念，实现健康城市建设数据化。

让我们行动起来，为实现健康生活、健康城市、健康中国的目标而奋斗。

目录

第一章　新时代中国健康城市的推进与发展 / 1

一　中国健康城市建设推进成效显著 / 1

（一）空气、水质、垃圾无害化处理等全面改善，营造良好健康环境 / 1

（二）完善医保、文体、养老保障，提升食品安全，打造健康社会 / 3

（三）卫生资源配置进一步改善，妇幼卫生管理进一步提升，夯实健康服务保障体系 / 5

（四）人均预期寿命稳步提高，传染病、慢性病防控效果不断改进，健康人群大幅增加 / 8

（五）居民健康素养、生活方式改善，全民健身运动增加，逐步养成健康文化氛围 / 10

二　中国健康城市建设存在的问题及其原因 / 12

（一）生态环境保护形势依然严峻，维持良好健康环境任重道远 / 12

（二）健康社会建设存在社会保障体系、公共文体配套、食品安全等主要问题 / 14

（三）卫生资源配置不均衡，医疗服务群众不满意，医疗保障体系尚待完善，成为制约健康服务的突出问题 / 15

（四）健康人群面临的主要问题是老龄化加速、慢性病防治和居民体质不高 / 16

（五）健康文化建设存在的主要问题是对预防的重视不够，居民健康素养水平不高，全民健身运动不够有效 / 18

三　推进中国健康城市建设的措施和建议 / 20

（一）牢固发展新理念，建立健全生态保护和绿色发展体制机制，

维护良好健康环境 / 20
（二）进一步增进社会保障水平，提高居民文体服务获得感和生活消费安全感，推动健康社会建设 / 22
（三）优化卫生资源配置，改进医疗服务效果，完善医疗保障体系，提升健康服务水平 / 24
（四）加强妇幼卫生和老龄健康，预防慢性病、传染病，提升大多数国民体质，进一步提高健康人群整体比重 / 26
（五）全民健身，提升居民健康素养和体质，形成健康向上的文化氛围 / 27

第二章　省会城市健康城市指数 / 29

一　26个省会城市健康城市综合指数得分和综合分析 / 29
（一）省会城市健康城市综合指数得分及排序 / 29
（二）省会城市健康城市综合指数综合分析 / 31
二　26个省会城市健康服务指数得分和比较分析 / 36
（一）省会城市健康服务指数得分及排序 / 36
（二）省会城市健康服务指数综合分析 / 38
三　26个省会城市健康环境指数得分和比较分析 / 42
（一）省会城市健康环境指数得分及排序 / 42
（二）省会城市健康环境指数综合分析 / 44
四　26个省会城市健康保障指数得分和比较分析 / 48
（一）省会城市健康保障指数得分及排序 / 48
（二）省会城市健康保障指数综合分析 / 50

第三章　计划单列市健康城市指数 / 55

一　5个计划单列市健康城市综合指数得分和综合分析 / 56
（一）计划单列市健康城市综合指数得分及排序 / 56
（二）计划单列市健康城市综合指数综合分析 / 57

二　5 个计划单列市健康服务指数得分和比较分析 / 59
(一) 计划单列市健康服务指数得分及排序 / 59
(二) 计划单列市健康服务指数综合分析 / 60
(三) 计划单列市健康服务相关指标分析 / 61
三　5 个计划单列市健康环境指数得分和比较分析 / 64
(一) 计划单列市健康环境指数得分及排序 / 64
(二) 计划单列市健康环境指数综合分析 / 65
(三) 计划单列市健康环境相关指标分析 / 66
四　5 个计划单列市健康保障指数得分和比较分析 / 70
(一) 计划单列市健康保障指数得分及排序 / 70
(二) 计划单列市健康保障指数综合分析 / 70
(三) 计划单列市健康保障相关指标分析 / 71

第四章　地级市健康城市指数 / 78

一　98 个地级市健康城市综合指数得分和综合分析 / 79
(一) 地级市健康城市综合指数得分及排序 / 79
(二) 地级市健康城市综合指数得分前后五位排序 / 83
(三) 地级市健康城市综合指数综合分析 / 84
二　98 个地级市健康服务指数得分和比较分析 / 87
(一) 地级市健康服务指数得分及排序 / 87
(二) 地级市健康服务指数得分前后五位排序 / 91
(三) 地级市健康服务指数综合分析 / 92
三　98 个地级市健康环境指数得分和比较分析 / 94
(一) 地级市健康环境指数得分及排序 / 94
(二) 地级市健康环境指数得分前后五位排序 / 98
(三) 地级市健康环境指数综合分析 / 98
四　98 个地级市健康保障指数得分和比较分析 / 101
(一) 地级市健康保障指数得分及排序 / 101
(二) 地级市健康保障指数得分前后五位排序 / 105

（三）地级市健康保障指数综合分析 / 106
五　对加快推进地级市健康城市建设的研究和思考 / 108
（一）“健康中国行动”应以地级市为重心 / 108
（二）地级市是工业化和现代化的重要引擎 / 108
（三）地级市评价健康城市样本需要进一步科学和完善 / 109

第五章　新时代健康城市建设案例分析研究 / 111

一　综合指数：省会城市、计划单列市、地级市研究分析 / 111
（一）健康城市建设概况 / 111
（二）率先改革优化，完善流动人口保障体系——省会城市广州的主要经验 / 112
（三）创新合作制度，打造健康城市先行示范区——计划单列市深圳的主要经验和做法 / 115
（四）维护生态环境，积极推进生态文明示范区建设——地级市鄂尔多斯市的主要经验和做法 / 117
二　维度指标：省会城市、计划单列市、地级市研究分析 / 119
（一）积极推进“健康郑州”建设，不断提高市民健康水平——郑州健康服务指数第一 / 119
（二）经济发达地区健康城市建设的范本——杭州健康保障指数第一 / 122
（三）“弯道超车”，健康城市建设后来居上——青岛健康服务和健康环境指数第一 / 125
（四）新时代健康城市建设的典型样板——廊坊、嘉峪关、黄冈健康城市建设的主要经验 / 129
三　新时代健康城市建设的经验总结及启示 / 135
（一）加强党和政府领导，实现健康城市建设整体化 / 135
（二）强调政策定力，推进健康城市建设常态化 / 135
（三）鼓励非政府组织参与，促进健康城市建设多元化 / 136
（四）发展健康经济，推动健康城市建设生态化 / 136
（五）遵循“循证”理念，实现健康城市建设数据化 / 137

附录Ⅰ　2018 年健康城市指数框架结构 / 139

附录Ⅱ　2018 年健康城市指数原始数据 / 140

一　2018 年省会城市健康城市指数原始数据 / 140
附表Ⅱ-1　省会城市健康服务（设施） / 140
附表Ⅱ-2　省会城市健康环境（1） / 142
附表Ⅱ-3　省会城市健康环境（2） / 144
附表Ⅱ-4　省会城市健康保障（1） / 146
附表Ⅱ-5　省会城市健康保障（2） / 148
附表Ⅱ-6　2017 年省会城市人口数 / 150
二　2018 年计划单列市健康城市指数原始数据 / 152
附表Ⅱ-7　计划单列市健康服务（设施） / 152
附表Ⅱ-8　计划单列市健康环境（1） / 153
附表Ⅱ-9　计划单列市健康环境（2） / 153
附表Ⅱ-10　计划单列市健康保障（1） / 154
附表Ⅱ-11　计划单列市健康保障（2） / 155
附表Ⅱ-12　2017 年计划单列市人口数 / 155
三　2018 年地级市健康城市指数原始数据 / 156
附表Ⅱ-13　地级市健康服务（设施） / 156
附表Ⅱ-14　地级市健康环境（1） / 164
附表Ⅱ-15　地级市健康环境（2） / 172
附表Ⅱ-16　地级市健康保障（1） / 180
附表Ⅱ-17　地级市健康保障（2） / 188
附表Ⅱ-18　2017 年地级市人口数 / 195

附录Ⅲ　健康城市指数主要指标解释 / 203

一　健康服务 / 203
二　健康环境 / 204
三　健康保障 / 205

附录Ⅳ　健康城市指数计算结果 / 207

一　2018年省会城市健康城市指数计算结果 / 207
附表Ⅳ-1　省会城市健康城市指数各评价指标的主成分 / 207
附表Ⅳ-2　省会城市健康城市指数的主成分载荷 / 208
附表Ⅳ-3　省会城市健康城市指数中各评价指标的系数 / 209
附表Ⅳ-4　省会城市健康服务指数各评价指标的主成分 / 209
附表Ⅳ-5　省会城市健康服务指数的主成分载荷 / 210
附表Ⅳ-6　省会城市健康服务指数中各评价指标的系数 / 210
附表Ⅳ-7　省会城市健康环境指数各评价指标的主成分 / 210
附表Ⅳ-8　省会城市健康环境指数的主成分载荷 / 210
附表Ⅳ-9　省会城市健康环境指数中各评价指标的系数 / 211
附表Ⅳ-10　省会城市健康保障指数各评价指标的主成分 / 211
附表Ⅳ-11　省会城市健康保障指数的主成分载荷 / 212
附表Ⅳ-12　省会城市健康保障指数中各评价指标的系数 / 212
二　2018年计划单列市健康城市指数计算结果 / 212
附表Ⅳ-13　计划单列市健康城市指数各评价指标的主成分 / 212
附表Ⅳ-14　计划单列市健康城市指数的主成分载荷 / 213
附表Ⅳ-15　计划单列市健康城市指数中各评价指标的系数 / 214
附表Ⅳ-16　计划单列市健康服务指数各评价指标的主成分 / 215
附表Ⅳ-17　计划单列市健康服务指数的主成分载荷 / 215
附表Ⅳ-18　计划单列市健康服务指数中各评价指标的系数 / 215
附表Ⅳ-19　计划单列市健康环境指数各评价指标的主成分 / 216
附表Ⅳ-20　计划单列市健康环境指数的主成分载荷 / 216
附表Ⅳ-21　计划单列市健康环境指数中各评价指标的系数 / 216
附表Ⅳ-22　计划单列市健康保障指数各评价指标的主成分 / 217
附表Ⅳ-23　计划单列市健康保障指数的主成分载荷 / 217
附表Ⅳ-24　计划单列市健康保障指数中各评价指标的系数 / 217
三　2018年地级市健康城市指数计算结果 / 218
附表Ⅳ-25　地级市健康城市指数各评价指标的主成分 / 218
附表Ⅳ-26　地级市健康城市指数的主成分载荷 / 218

附表Ⅳ-27 地级市健康城市指数中各评价指标的系数 / 219
附表Ⅳ-28 地级市健康服务指数各评价指标的主成分 / 220
附表Ⅳ-29 地级市健康服务指数的主成分载荷 / 220
附表Ⅳ-30 地级市健康服务指数中各评价指标的系数 / 221
附表Ⅳ-31 地级市健康环境指数各评价指标的主成分 / 221
附表Ⅳ-32 地级市健康环境指数的主成分载荷 / 221
附表Ⅳ-33 地级市健康环境指数中各评价指标的系数 / 222
附表Ⅳ-34 地级市健康保障指数各评价指标的主成分 / 222
附表Ⅳ-35 地级市健康保障指数的主成分载荷 / 223
附表Ⅳ-36 地级市健康保障指数中各评价指标的系数 / 223

参考文献 / 224

一 书籍 / 224
二 论文 / 228

第一章　新时代中国健康城市的推进与发展

党的十八大以来，以习近平同志为核心的党中央始终把人民健康放在优先发展的战略地位，努力全方位、全周期保障人民健康，引领近 14 亿人民共建共享健康中国。我国居民基本健康素养大幅提升，大卫生、大健康理念深入人心，健康中国红利惠及千家万户。2016 年 8 月 19 日，全国卫生与健康大会召开，会上习近平总书记指出："健康是促进人的全面发展的必然要求，是经济社会发展的基础条件，是民族昌盛和国家富强的重要标志，也是广大人民群众的共同追求。"2016 年 10 月，中共中央、国务院印发《"健康中国 2030"规划纲要》。党的十九大报告指出，实施健康中国战略。2019 年 7 月，《国务院关于实施健康中国行动的意见》和《健康中国行动（2019—2030 年）》出台，健康中国行动有了清晰的"路线图"，也使中国健康城市迈上新征程。

一、中国健康城市建设推进成效显著

中国在健康城市建设推进中，始终坚持把健康置于优先发展的战略地位，提高公共卫生服务的可获取性和均等性，提升医疗卫生资源的可及性和便利性，全面建立优质高效的整合型医疗卫生服务体系，推进卫生服务和医疗保障覆盖全民，初步实现人人享有基本医疗保障，切实落实健康中国建设。

（一）空气、水质、垃圾无害化处理等全面改善，营造良好健康环境

1. 大气污染防治成效明显

大气污染防治既是关乎老百姓健康的重大问题，也是经济转型升级的重要催化剂。2013 年 9 月，国务院颁布并实施《大气污染防治行动计划》即"大气十条"。到 2017 年，"大气十条"确定的目标如期实现，全国空气质量总体改善，京

津冀、长三角、珠三角等重点区域改善明显，也有力推动了产业、能源和交通运输等重点领域结构优化，大气污染防治的新机制基本形成。

据国家生态环境部《2018中国生态环境状况公报》发布：全国338个地级及以上城市平均优良天数比例为79.3%，同比上升1.3个百分点；细颗粒物(PM2.5)浓度为39微克/立方米，同比下降9.3个百分点。PM10年平均浓度为71微克/立方米，同比下降5.3个百分点。(详见图1-1)

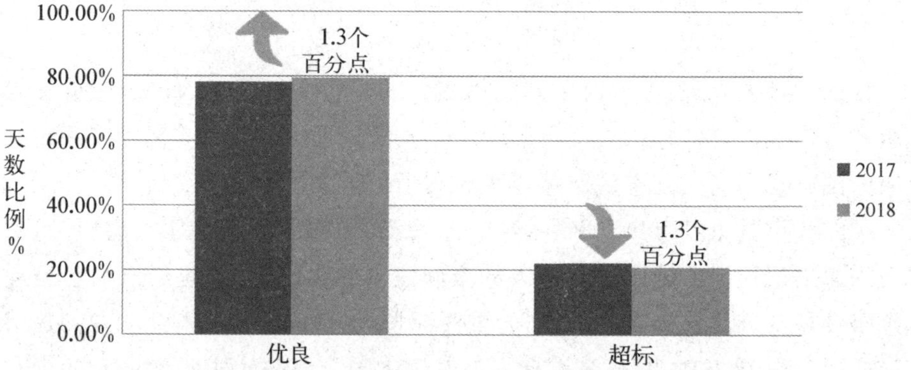

图1-1　338个城市环境空气质量不同级别天数比例年际比较

京津冀及周边地区："2+26"城市平均优良天数比例为50.5%，同比上升1.2个百分点；PM2.5浓度为60微克/立方米，同比下降11.8个百分点。北京优良天数比例为62.2%，同比上升0.3个百分点；PM2.5浓度为51微克/立方米，同比下降12.1个百分点。长三角地区：41个城市平均优良天数比例为74.1%，同比上升2.5个百分点；PM2.5浓度为44微克/立方米，同比下降10.2个百分点。汾渭平原：11个城市平均优良天数比例为54.3%，同比上升2.2个百分点；PM2.5浓度为58微克/立方米，同比下降10.8个百分点。

2. 水环境总体得到改善

2018年，1 940个国家地表水评价考核断面中，水质优良即Ⅰ至Ⅲ类断面比例为71%，同比提高3.1个百分点；劣Ⅴ类断面比例为6.7%，同比降低1.6个百分点。

从主要流域看，2018年长江、黄河、珠江、松花江、淮河、海河、辽河、西北诸河、西南诸河和浙闽片等十大流域水质优良断面比例为74.3%，同比提高2.5个百分点；劣Ⅴ类断面比例为6.9%，同比降低1.5个百分点。从重要湖(库)水质及营养状态看，2018年监测的111个重点湖(库)中，水质优良湖(库)占

66.7%，同比提高 4.2 个百分点；劣Ⅴ类水质占 8.1%，同比降低 2.6 个百分点。其中，有 6 个湖（库）呈中度富营养状态，占 5.6%，同比上升 1.9 个百分点；25 个湖（库）呈轻度富营养状态，占 23.4%，同比下降 3.2 个百分点；其余湖（库）未呈现富营养化。水污染防治重点的“老三湖”中，太湖为轻度污染、轻度富营养，巢湖为中度污染、轻度富营养，滇池为轻度污染、轻度富营养。与上年相比，滇池水质明显好转，由中度富营养好转为轻度富营养。“新三湖”中，洱海为水质优、中营养，丹江口水库为水质优、中营养，白洋淀为轻度污染、轻度富营养。与上年相比，三湖（库）水质和营养状态均无明显变化。① 据 2019 年 5 月 7 日国家地表水考核断面水环境质量报告：全国地级以上城市地表水环境质量总体有很大改善。四平、长春、中山等 30 个城市国家地表水考核断面水环境质量变化情况相对较好，吕梁、营口、朔州等 30 个城市国家地表水考核断面水环境质量变化情况相对较差。其中，水环境质量排名前五位的城市为雅安、来宾、云浮、金昌、梧州；排名后五位的城市（倒一至倒五）为吕梁、营口、邢台、辽源、晋中。

3. 垃圾无害化处理率达到了 97.7%

根据国家统计局数据，截止到 2017 年，全国城镇垃圾无害化处理率达到了 97.7%，比 2013 年提高了约 10 个百分点。同时，垃圾分类取得了积极进展，收运处理配套设施不断完善，上海、厦门、深圳、杭州、宁波、北京、苏州等城市已初步建成生活垃圾分类收集、运输、处理体系。46 个重点城市已开展垃圾分类主题宣传和实践活动 4.3 万次，入户宣传 1 200 多万次，志愿者参与人数超过 70 万；有 27 个城市实现了垃圾分类教育在辖区内学校的全覆盖；33 个城市编印垃圾分类教材或知识读本。其中湖北咸宁市垃圾无害化处理率最低，为 51.43%，生活垃圾处理率达到 100%的有 84 个城市。

（二）完善医保、文体、养老保障，提升食品安全，打造健康社会

1. 全国居民人均可支配收入 28 228 元，比上年名义增长 8.7 个百分点

2018 年，全国居民人均可支配收入 28 228 元，比上年名义增长 8.7 个百分点，扣除价格因素，实际增长 6.5 个百分点。其中，城镇居民人均可支配收入 39 251 元，增长（以下如无特别说明，均为同比名义增长）7.8 个百分点，扣除价

① 《2018 年我国地表水“好水”增加、“坏水”减少》，新华网，2019 年 1 月 7 日，http://www.xinhuanet.com/politics/2019-01/07/c_1123958580.htm。

格因素，实际增长5.6个百分点；农村居民人均可支配收入14 617元，增长8.8个百分点，扣除价格因素，实际增长6.6个百分点。全年全国居民人均可支配收入中位数24 336元，比上年增长8.6个百分点，中位数是平均数的86.2%。其中，城镇居民人均可支配收入中位数36 413元，增长7.6个百分点，是平均数的92.8%；农村居民人均可支配收入中位数13 066元，增长9.2个百分点，是平均数的89.4%。全国有10个省份居民人均可支配收入超过了全国平均水平。上海、北京两个直辖市2018年居民人均可支配收入首次突破了6万元大关。上海市以64 183元位居全国榜首。

2. 构建起覆盖城乡的社会保障体系，医疗报销水平比较高

我国已全面建立统一的多层次城乡居民基本养老、医疗保险制度。从我国基本养老保险来看，2013—2018年全国城镇职工基本养老保险参保人数持续增长。2018年末参保人数达到4.18亿人，同比增长4.1个百分点，相比2013年的3.2亿参保人数，6年间增加了9 637万人。到2018年全国城镇基本养老保险参保人数已经达到4.18亿人；城乡居民养老保险参保人数为5.24亿人，合计参保人数9.42亿人，相比上年同期9.15亿人进一步扩大覆盖范围，离我国实施全民参保计划目标更近一步。其中城镇职工基本养老保险参保人数最少的是新疆维吾尔自治区克拉玛依市，为57 098人；最多的是广东省广州市，为11 964 499人。

城乡居民基本医疗保险实现了比较高的报销水平。其中：一级医院，起付标准以上至最高支付限额的部分按90%支付；二级医院，起付标准至10 000元（含）的部分按85%支付，10 000元以上至最高支付限额的部分按90%支付；三级医院，起付标准至5 000元（含）的部分按80%支付，5 000元至10 000元的部分按85%支付，10 000元以上至最高支付限额的部分按90%支付。退休人员在上述支付比例的基础上再提高5个百分点。

3. 城市人均体育场地面积、每千人拥有社会体育指导员人数比例大幅提升

2014年10月国务院印发的《关于加快发展体育产业促进体育消费的若干意见》中提出2025年我国人均体育场地面积达到2平方米/人的发展目标。截至2017年底，我国体育场地已超过195.7万个，人均体育场地面积达到1.66平方米，全国各市、县、街道（乡镇）、社区（行政村）已经普遍建有体育场地，配有体育健身设施。相比2013年（2013年全国共有体育场地169.46万个，人均体育场地面积1.46平方米），分别提升了15个百分点和14个百分点。2017年全国正式登记的体育社会组织数量年均增幅达到10.86个百分点，各级各类体育协

会数量大幅增加。全国全民健身站点已达到每万人 3 个。社会体育指导员超过 200 万人,全国每千人公益社会体育指导员比例超过了 1.5‰的标准。职业社会体育指导员近 21 万人,游泳救生员 18.4 万人。仅 2017 年,“全民健身日”前后全国开展全民健身活动近 3 300 场,参与人数超 9 000 万人次。

4. 全国养老服务床位共 746.4 万张,每千名老年人拥有养老床位 29.9 张

2017 年,全国各类养老服务机构和设施 15.5 万个,比上年增长 10.6 个百分点,其中:注册登记的养老服务机构 2.9 万个,社区养老机构和设施 4.3 万个,社区互助型养老设施 8.3 万个,社区留宿和日间照料床位 338.5 万张。2018 年全国养老服务床位共 746.4 万张,其中养老机构床位数共 392.8 万张,社区养老床位数 353.6 张,每千名老年人拥有养老床位 29.9 张。

5. 食品安全稳中向好,抽检合格率高位提升

一是从总体水平看,食品抽检合格率稳定上升,已处于比较高的水平。2014 年食品药品监管总局建立起新的抽检制度,随着投入增加,样本总量从 17 万批次扩大到 23.33 万批次。抽检合格率 2014 年为 94.7%,2015 年为 96.8%,2016 年为 96.8%,2017 年达到 97.6%,比 2016 年提高 0.8 个百分点,比 2014 年提高 2.9 个百分点,每年将近提高 1 个百分点。无论是总体水平,还是提升速度,都是比较高的。

二是从食品种类看,表现出三个“高位攀升”的特点。首先,大宗消费食品合格率高位攀升。2017 年粮、油、菜、肉、蛋、奶、水产品、水果等大宗食品合格率都在 97.5%以上,有的达到 99%以上,比 2014 年都有明显提升。婴幼儿配方乳粉合格率 2017 年达到 99.5%,比 2014 年提高了 2 个百分点,其质量安全指标和营养指标基本与国际水平相当。

三是从风险控制看,过去比较突出的食品安全问题逐步得到解决。比如,通过持续的专项整治,非法添加三聚氰胺、苏丹红问题基本得到遏制;2017 年“超范围、超限量”使用食品添加剂“两超”问题比上年下降了 0.6 个百分点。①

(三) 卫生资源配置进一步改善,妇幼卫生管理进一步提升,夯实健康服务保障体系

1. 医疗卫生支出的公共财政占比 7.1%,GDP 占比为 6.4%

《2018 年我国卫生健康事业发展统计公报》显示,2018 年中国卫生总费用预

① 经济日报:《2017 年食品平均抽检合格率为 97.6%》,百度,2018 年 1 月 23 日,http://baijiahao.baidu.com/s?id=1590379845334973062&wfr=spider&for=pc。

计达57 998.3亿元。其中：政府卫生支出16 390.7亿元(占28.3%)；社会卫生支出24 944.7亿元(占43.0%)；个人卫生支出16 662.9亿元(占28.7%)。人均卫生总费用4 148.1元，卫生总费用占GDP百分比为6.4%。与2017年相比，2017年人均卫生总费用3 712.2元，卫生总费用占GDP百分比为6.2%，人均卫生总费用增长11.7个百分点，卫生总费用占GDP比重增长0.2个百分点。

公共财政预算支出中，医疗卫生支出比重超过2017年全国财政医疗卫生支出占全国财政支出的比重的地市：河北省3个、山西省5个、内蒙古自治区1个、辽宁省0个、吉林省4个、黑龙江省3个、江苏省2个、浙江省5个、安徽省4个、福建省4个、江西省5个、山东省3个、河南省6个、湖北省3个、湖南省5个、广东省1个、广西壮族自治区4个、海南省1个、四川省4个、贵州省5个、云南省5个、陕西省4个、甘肃省5个、宁夏回族自治区4个、新疆维吾尔自治区1个、青海省0个。

2. 全国医院数量达3.2万个，比2012年增加近1万个

我国医院数量增长也较快。2012年全国医院数量为2.32万个，2017年医院数量打破3万个，到2018年底全国医院数量达3.2万个，比2012年增加了近1万个。依据《2018中国城市统计年鉴》，全国医院分布情况：河北省1 211个，山西省931个，内蒙古自治区488个，辽宁省761个，吉林省496个，黑龙江省665个，江苏省726个，浙江省805个，安徽省470个，福建省420个，江西省385个，山东省958个，河南省696个，湖北省612个，湖南省789个，广东省575个，广西壮族自治区485个，海南省134个，四川省1 199个，贵州省1 071个，云南省616个，陕西省653个，甘肃省337个，青海省73个，宁夏回族自治区196个，新疆维吾尔自治区132个。总体而言，东部大部分地区医院比较多，西部地区除了青海省、宁夏回族自治区、新疆维吾尔自治区比较少，其他省医院数比较均衡。

3. 每万人口全科医生数1.8人，同比增长19%

我国已有一批高等医学院校开展了全科医学教育，73所高校开展了农村订单定向医学生免费培养；遴选认定了744家国家级全科医生规范化培训基地(含中医全科基地185家)，在培全科专业住院医师3.4万人。随着我国全科医生培养体系基本形成并逐步完善，院校全科医学教育不断深化，全科医生培养的数量和质量不断提高。截至2017年年底，我国培训合格的全科医生已达25.3万人，每万人口拥有全科医生1.8人，与2016年的1.51人相比，增长19个百分点；5年来全科医生总人数增长了1倍。其中江苏、上海、北京、浙江等省(市)每万人

口全科医生数高于全国标准的3倍。

4. 每千人口医疗卫生机构床位数6.03张

2018年末，全国医疗卫生机构床位840.4万张，其中医院652.0万张（占77.6%），基层医疗卫生机构158.4万张（占18.8%）。医院中，公立医院床位占73.7%，民营医院床位占26.3%。与上年比较，床位增加46.4万张，其中医院床位增加39.9万张，基层医疗卫生机构床位增加5.5万张。每千人口医疗卫生机构床位数由2017年5.72张增加到2018年6.03张。

5. 每万人医疗卫生机构健康检查人数增加

《2018年我国卫生健康事业发展统计公报》数据显示，2018年，全国医疗卫生机构总诊疗人次达83.1亿人次，比上年增加1.3亿人次（增长1.6个百分点）。2018年居民到医疗卫生机构平均就诊6.0次。2018年我国县级（含县级市）医院诊疗人次达11.9亿人次，比上年增加0.5亿人次；入院人数8 744.6万人，比上年增加380.4万人。2018年乡镇卫生院和社区卫生服务中心（站）门诊量达19.2亿人次，比上年增加0.4亿人次。乡镇卫生院和社区卫生服务中心（站）门诊量占门诊总量的23.1%，所占比重比上年上升0.1个百分点。

6. 孕产妇系统管理率达89.9%，提高0.3个百分点

截至2018年，我国孕产妇死亡率从19.6/10万下降到18.3/10万，婴儿死亡率从6.8‰下降到6.1‰。全面二孩政策实施已满三年，我国2018年出生1 523万人，二孩占比保持在50%左右。根据数据显示，孕产妇死亡率城市为15.5/10万，农村为19.9/10万。与上年相比，孕产妇死亡率进一步有所下降。死亡率的降低离不开国家免费孕前优生项目的开诊和妇幼保健工作的服务。在妇幼保健工作服务方面，2018年，孕产妇产前检查率96.6%，产后访视率93.8%。与上年比较，产前检查率有所提高，产后访视率有所下降。2018年住院分娩率为99.9%（市100.0%，县99.8%），与上年持平。孕产妇系统管理率达89.9%，比上年提高0.3个百分点。

7. 提供中医药服务的基层医疗卫生机构明显增加

《2018年我国卫生健康事业发展统计公报》显示，2018年，我国中医类机构、床位及人员数均较2017年有明显提升。在推进实施中医诊所备案制的背景下，中医类机构数增幅最为明显，全国中医类医疗卫生机构总数达60 738个，较2017年增加6 495个，其中中医类门诊部及诊所增加6 125个。机构方面，至2018年末，全国中医类医疗卫生机构总数达60 738个，含中医类医院4 939个，

中医类门诊部、诊所55 757个，中医类研究机构42个，机构总数较2017年增加6 495个。其中，医院增加373个，门诊部及诊所增加6 125个。

（四）人均预期寿命稳步提高，传染病、慢性病防控效果不断改进，健康人群大幅增加

1. 人均预期寿命稳步提高

人均预期寿命是衡量一个国家或地区现阶段经济社会发展水平和医疗卫生服务水平的综合指标，是联合国千年发展目标的重要内容。根据国家卫生健康委发布的《2018年我国卫生健康事业发展统计公报》：2018年我国居民人均预期寿命为77岁。由新中国建立之初的35岁，提高到2018年的77岁，长足跨越，成绩举世瞩目。（如图1-2）

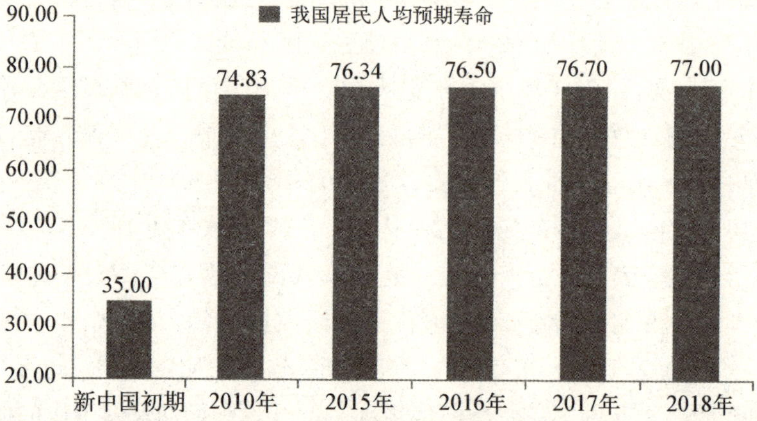

图1-2　我国居民人均预期寿命

我国已经有22个城市（地级或地级以上城市）人均预期寿命超过了80岁，超过或接近发达国家。上海市以平均预期寿命83.13岁列全国城市首位，苏州和珠海分列第二、第三位。北京市仅排在第八位。这22个城市大部分都分布在我国东部沿海经济发达地区，仅有武汉位于中部地区，是湖北省省会，也是我国重点发展的中心城市。由此可知，人均预期寿命与经济发展水平成正相关。东部沿海地区的经济发达，人们的生活相对富裕，医疗条件较好，这些成为东部沿海人口长寿的主要原因。

2. 甲乙类传染病发病率有效控制

2018年全国法定传染病按类别统计：一是甲类传染病中鼠疫无发病死亡报

告，霍乱报告发病28例，无死亡，报告发病率为0.002/10万，较2017年增加14例病例；二是乙类传染病除传染性非典型肺炎、脊髓灰质炎、人感染高致病性禽流感和白喉无发病、死亡报告外，其他共报告发病3 063 021例，死亡23 174人，报告发病率为220.51/10万，报告死亡率为1.67/10万，较2017年报告发病率下降0.7个百分点，报告死亡率上升17.2个百分点，其中艾滋病报告死亡病例数较2017年上升23个百分点，主要是由于部分感染者转变为艾滋病病人进而引起其他基础性疾病导致死亡以及部分新发现的感染者和病人发现晚，未进行治疗已死亡。报告发病数居前五位的病种依次为病毒性肝炎、肺结核、梅毒、淋病、细菌性和阿米巴性痢疾，占乙类传染病报告发病总数的92.15%。报告死亡数居前五位的病种依次为艾滋病、肺结核、病毒性肝炎、狂犬病和乙型脑炎，占乙类传染病报告死亡总数的99.27%。

3. 慢性病防治取得明显成效

我国把防治慢性病作为增进公众健康、改善民生的重要任务，逐步建立起覆盖全国的慢性病防治服务体系，对主要慢性病进行分级管理，实施综合防控策略，全面提高慢性病综合防治能力，努力降低人群慢性病危险因素水平，减少慢性病发病率、致残率和死亡率。经过十多年的努力，我国慢性病死亡率下降了25个百分点。

中国慢性病防控逐步实现由重治疗向防治结合方向的转变，提出早诊断、早治疗，降低发病率、病死率和病残率的慢性病防治目标，实施有效干预。比如对癌症的防治。一是强化癌症早期筛查和早诊早治工作，建立了肿瘤登记年报制度。目前全国建有肿瘤登记处574个，覆盖4.38亿人口，较为全面地掌握了我国癌症发病、死亡、生存状况及发展趋势。通过中央财政支持，开展了农村高发地区、淮河流域、部分城市癌症筛查和早诊早治工作，以及农村妇女“两癌”筛查，取得显著成效。目前项目地区癌症早诊率超过80%，治疗率达到90%，筛查人群的癌症死亡率降低46个百分点，早期病例诊疗费用较中晚期节省近70%。二是建立健全癌症诊疗体系。开展了国家癌症中心、区域癌症诊疗中心和肿瘤科临床重点专科建设，以肿瘤医院、综合医院肿瘤科、基层医疗卫生机构、康复医院、安宁疗护中心为主体的癌症诊疗和康复体系初步形成。三是加大癌症防治用药保障力度。将临床急需的12种抗肿瘤新药纳入2018年版国家基本药物目录。努力保障抗癌药物不断供，采取措施有效缓解赫赛汀供应紧张问题。建立了全国短缺药品信息直报系统，印发了《关于进一步加强公立医疗机构基本药物配备使用管理的通知》。截至2018年底,全国有802家三级综合医院和肿瘤专科医院采购了国家医保谈判抗癌药,其中采购4种以上的医院达到259家,努力满足癌症患者的用药需求。

(五)居民健康素养、生活方式改善,全民健身运动增加,逐步养成健康文化氛围

1. 居民健康素养水平呈持续上升态势

健康素养是指个人获取和理解基本健康信息和服务,并运用这些信息和服务做出正确决策,以维护和促进自身健康的能力。2018年中国居民健康素养水平为17.06%,比2017年增长2.88个百分点。

2018年健康素养监测在全国31个省(自治区、直辖市)336个县区级监测点开展。监测内容以《中国公民健康素养——基本知识与技能》为依据,包括基本健康知识和理念、健康生活方式与行为、基本技能三个方面。监测对象为15—69岁常住人口,共得到有效调查问卷70 615份。监测结果显示,从城乡分布来看,城市居民健康素养水平达到22.44%,农村水平为13.72%,城市略高于农村,但农村的素养水平提升速度高于城市。

2. 公民中医药健康文化素养水平达到13.39%

国家中医药管理局发布的中国公民中医药健康文化素养调查结果显示,每100个15—69岁的人群中,超过13人具备基本的中医药健康文化素养,较2016年提高0.54个百分点,呈上升趋势。我国公民2017年在中医药基本理念、中医药健康生活方式、中医药公众适宜方法、中医药文化常识、中医药信息理解能力等5个维度的素养水平均有不同程度提高。其中,信息理解能力素养水平增幅最大,公众辨别中医药健康文化信息的能力不断提升。文化程度和年龄是影响我国公民中医药健康文化素养水平的重要因素,具体表现为受教育程度越高则具备中医药健康文化素养的比例越高,中青年群体的素养水平高于老年群体。①

3. 15岁以上人群吸烟率26.6%,呈下降趋势

中国疾病预防控制中心发布2018年中国成人烟草调查结果显示:我国15

① 喻京英:《中国公民中医药健康文化素养呈上升趋势》,人民健康网,2019年1月6日,http://health.people.com.cn/n1/2019/0106/c14739-30506052.html。

岁及以上人群吸烟率与既往调查结果相比呈下降趋势，二手烟暴露情况有所改善，公众支持无烟环境政策比例进一步上升。2018 年，我国 15 岁及以上人群吸烟率为 26.6%，其中男性为 50.5%，女性为 2.1%，农村为 28.9%，城市为 25.1%。与既往相比，吸烟率呈现下降趋势，但与实现《“健康中国 2030”规划纲要》的控烟目标——“2030 年 15 岁以上人群吸烟率下降至 20%”，仍有较大差距。男性吸烟率依然处于较高水平，农村地区的吸烟率明显高于城市地区。此外，公众支持无烟环境政策比例进一步上升。然而，青少年控烟形势依然较为严峻。

4. 注册志愿者比例稳步增长

经过 2016 年以来持续的政策推动，中国的志愿服务发展日新月异，逐渐上升到国家的战略。按照中国志愿服务网的数据，截至 2018 年 3 月 5 日，注册志愿者数量已经达到了 85 156 333 人，增长迅猛。

5. 全民健身活动广泛深入

一是全民健身组织网络日益完善，促进了全民健身组织的发展。截至 2016 年，全国共有体育社会组织 47 280 个，其中体育社会团体 35 876 个、体育基金会 335 个、民办非企业单位 11 069 个；从层级分布看，国家级 96 个、省级 2 394 个、地市级 14 875 个、县区级 29 915 个。

二是打造了全民健身“品牌”活动体系。包括利用各种节日开展专题健身活动，利用重大事件组织全民健身系列活动，鼓励和支持开展“一地一品”“一行一品”全民健身活动等。2017 年，“全民健身日”前后全国开展全民健身活动近 3 300 场，参与人数超 9 000 万人次。

三是全民健身工作队伍不断壮大。通过建立健全社会体育指导员组织体系、加强和改进社会体育指导员培训工作等，使得社会体育指导员队伍发展迅速。截至 2016 年，我国公益性社会体育指导员总数达到 269.932 3 万人，其中国家级 1.044 7 万人、一级 19.414 7 万人、二级 73.965 6 万人、三级 175.507 3 万人；职业社会体育指导员总数达到 12.625 4 万人，其中高级 1 556 人、中级 3.237 0 万人、初级 9.232 0 万人。形成了以社会体育指导员为主体，教练员、优秀运动员、体育教师等组成的全民健身自愿服务队伍。①

① 卢文云：《改革开放 40 年中国群众体育发展成就与经验》，中国体育博物馆，2019 年 3 月 26 日，http：//www.olympic.cn/museum/news/xw/2019/0326/215691.html。

二、中国健康城市建设存在的问题及其原因

（一）生态环境保护形势依然严峻，维持良好健康环境任重道远

1. 生态环境保护愈加艰巨，成果巩固还很脆弱

一是虽重点区域好转，但秋冬季重污染依然多发。大气环境污染尚未根本解决，京津冀及周边地区、汾渭平原PM2.5年均浓度分别超标71.4%、65.7%，仍然处于高位，秋冬季以来多次发生重污染天气。

二是大气污染治理日趋复杂，空气质量大幅改善难度加大。京津冀及周边地区PM2.5的多种组分均有不同幅度下降，硝酸盐超过硫酸盐成为PM2.5最主要的二次无机组分；同时O_3浓度普遍上升，氮氧化物和挥发性有机物防治问题更加凸显。随着大气污染治理边际递减效应逐步显现，产业、能源、运输结构调整优化还需要一个过程，继续大幅改善空气质量的难度加大。全国338个城市发生重度污染1 899天次，比2017年减少412天次；严重污染822天次，比2017年增加20天次。以PM2.5为首要污染物的污染天数占重度及以上污染天数的60%，以PM10为首要污染物的占37.2%，以O_3为首要污染物的占3.6%。临汾、石家庄、邢台、唐山、邯郸空气质量较差。

三是水环境问题依然严重。首先，部分水体水环境质量差。全国地表水仍有近1/10的断面水质为劣V类，约1/5的湖泊呈现不同程度的富营养化，约2 000条城市水体存在黑臭现象，氮、磷等污染问题日益凸显。其中海河流域的北京、天津、河北，长江流域的湖北、贵州、四川、云南、江苏，珠江流域的广东等地污染问题相对突出。其次，水资源供需矛盾依然突出。随着中国经济社会用水量不断增长，水资源过度开发问题十分突出，水资源开发利用程度已超出了部分地区的承载能力，黄河、淮河、海河等流域耗水量超过水资源可利用量的80%，造成部分河流断流甚至常年干涸。长江、珠江等流域中上游地区干支流高强度的水电梯级开发导致河流生境阻隔、生物多样性下降。再次，水生态受损严重。湿地、海岸带、湖滨、河滨等自然生态空间不断减少，全国湿地面积近年来每年减少约510万亩。最后，城乡黑臭水体问题突出。城镇化建设快速发展，城镇常住人口逐年增多，大量生活污水未经处理直接倾倒入周边河流水体，致使相当多的乡村河系是黑臭水体，河床中堆积污泥，严重影响水资源和水环境的质量。

四是垃圾处理问题凸显。首先，目前全国总体上垃圾分类覆盖的范围还非常有限。先行先试的46个重点城市，仅占全国城市数量的7%左右。其次，垃圾处理能力投入不够。我国城市生活垃圾无害化处理主要来自财政拨款，资金来源单一化，而且存在着投入不够、处理能力滞后等问题。最后，垃圾处理技术比较落后，既占用土地资源，也存在环保隐患。

2. 生产和保护矛盾仍然突出，社会民众环保意识有待提高

我国工业化、城镇化、农业现代化处在转型发展阶段，产业结构偏重、发展模式粗放等问题仍然在一些地区惯性依赖，经济总量和增量持续上升，污染物新增量依然处于高位。特别是伴随着经济下行压力加大，发展与保护的矛盾更加突出，一些地方解决环境问题的责任感和动力会减弱。一是建设项目环境违法、不正常运行污染物治理设施、超标排放的问题突出；二是落后产能淘汰不彻底，小炼焦、小炼铁、小炼油等“土小”企业违法生产，小水泥、小采矿、碎石加工、小钢铁等落后产能没有淘汰；三是工业废水集中处理设施环保管理不到位，环境违法问题突出；四是随着经济发展，人民可支配收入增加，铺张浪费明显，我国每年从餐桌倒掉的剩菜剩饭有几百万吨，垃圾中细菌大量繁殖，还产生对人畜有害的氨气和硫化氢。

3. 生态环境保护的体制机制仍须健全，法治仍须完善

一是传导压力不均衡，环保执法的体制机制需要完善。由于长期历史累积，今天的环境保护工作不仅要不欠新账，而且要多还旧账，解决很多遗留问题，压力和挑战前所未有。部分地区大气污染防治的压力未能逐级传导至基层，导致在“大气十条”实施期间还有一些城市PM2.5、PM10浓度不降反升。

二是从项目环评审批情况看，中西部地区重化工项目投资持续攀升，相关产业自东向西转移趋势已经比较明显。青海、甘肃等省（区）的规划和项目建设集中在石油化工、有色冶金和电力行业；中部地区集中在装备制造、石油化工、钢铁、有色冶金、煤炭及电力、建材等基础能源原材料行业。如果统筹处理不好，西部有可能重复东部一些地区污染严重、生态受损的状况。西部是我国的生态屏障和“水塔”，生态环境敏感度高、监管能力弱，一旦出问题，将会是灾难性的。

三是健康环境建设和环保执法的制度融合不够。由于中国环境健康工作起步较晚，现行的法律法规、标准体系以及《环境保护法》第39条的规定仅是环境健康规制的纲领性条款，没有专门立法具体化，这在很大程度上阻碍了有效的环境与健康管理体制的建立和运行。管理手段不能适应风险管理，管理模式难以

有效提示风险，规划作用薄弱，环境影响评价缺乏健康风险的评价内容，监测机制和信息机制落后，缺乏科学决策、考评、问责机制。

（二）健康社会建设存在社会保障体系、公共文体配套、食品安全等主要问题

1. 总体社会保障水平有待提高，社会保障区域和人群不均衡问题较突出

总体而言，我国社保体系中的不平衡与不充分主要表现为：有普惠性而公平性依然不足，有多种模式而统一性依然不足，有责任分担机制而权责关系依然不清晰，有权利义务相结合原则而共建共享及个人责任承担依然不足，有政府主导而市场及社会力量调动依然不足，有法定的基本保障而多层次依然不足，有现实保障能力而可持续性依然不足。具体来说，存在城乡之间、不同省份之间的不均衡，全国养老保险基金累计结余虽然达到4万多亿元，但有的省份养老金节余较多，有的省份已面临支付困难。就人群看，基本养老保险仍然在制度之外的主要是灵活就业人员、新业态就业人员以及部分中小企业人员，主要是以农民工为主体的从业人员。看比例，可能不到应参保人群的10%；看绝对额，大约1亿人。

2. 公共文体配套服务均等化不足，便利化不够

一是存在场地设施结构不合理、分布不均衡的问题。在体育场地类型中，室外场地设施占比较高，社区市民健身中心等综合性室内健身场所数量较少；尤其是广大农村和经济欠发达地区，不仅没有室内健身场所，户外的体育设施也相对简陋，数量和种类都偏少。二是质量和配套建设方面存在明显不足。一些体育设施陈旧老化，一些居民区体育设施损坏后未得到及时维修，个别历史文物保护单位的市属大型公共体育场所修缮维护经费投入不足。新建小区配套体育设施实行“同步设计、同步建设、同步投入使用”的政策落实不到位，没有预留健身用地、健身场地面积减少、设置不合理等问题还比较突出。三是管理不善和信息化手段滞后问题突出。一些地方未按照条例的规定予以有效管理，责任主体不清晰，组织机制不完善，导致管理不善、设施老化、功能降低，甚至出现安全隐患，设施运营的信息化手段滞后，管理和服务水平有待提升。利用现代信息技术整合全民健身资源、普及科学健身知识、推广科学健身方法、提供健身咨询服务，建立有效的激励机制等方面仍然是短板。四是体育场地设施的充分利用与群众的需求还存在较大差距。公共体育场馆和学校体育设施对社会开放程度和利用率依然不高。全国公共体育场馆平均开放率为86%，还有7个省（区、市）开放率在

80%以下，15个省（区、市）学校体育场地开放率在50%以下，全国仅有5个省（区、市）学校体育场地开放率在80%以上。[①]

3. 食品安全问题和隐患仍然比较突出

一是我国现有食品行业整体素质仍处于较低水平，卫生保证能力差的手工及家庭加工方式在食品加工中占相当大的比例，有的从业人员甚至未经健康体检，农村和城乡接合部无证无照生产加工食品行为屡禁不止。食品中的重金属污染严重，工业“三废”中的许多有害的化学物质如汞、砷、铅、铜等金属毒物和氟化物等非金属毒物污染的饮用水和农产品食品进入人体。二是食品安全标准体系、检验检测体系、认证认可体系等方面还存在明显的不适应性。许多食品安全标准的制定没有以风险评估为基础，标准的科学性和可操作性都亟待提高。三是传统的数理统计已经不能满足食品安全工作需要。应在国家层面建立从“农田到餐桌”的全链条大数据平台，实现食品安全事件的预警防控，从根本上防范食品安全风险的发生发展。

（三）卫生资源配置不均衡，医疗服务群众不满意，医疗保障体系尚待完善，成为制约健康服务的突出问题

1. 卫生资源配置不均衡，基层医疗卫生服务严重不足

一是卫生资源配置不均衡。存在这种差异的原因主要来自以下三个方面。一是服务提供能力的不同。总体上来看，城市较之于农村，经济发达地区较之于欠发达地区，在基本公共卫生服务提供的人力资源、信息化建设、硬件设施、管理能力等方面，前者都优于后者。二是政府财力的不同。经济发达省份在国家的人均标准基础上自行增加投入，提高人均标准，同时增加服务项目。三是乡镇卫生院、社区卫生服务站全科医生、中医药人才严重不足。基层医疗机构普遍存在人员学历偏低、专业知识不强等问题。待遇低、职称晋升难一直是基层医疗机构招不进人才、留不住人才的重要原因。患者因为对家门口的基层医疗机构缺少好医生、缺乏优质医疗设备的“不信任”，而不愿就近就医，加剧了基层医疗资源的不均衡。

2. 医患矛盾突出，医疗服务群众满意度不高

医疗服务群众满意度不高，突出表现在看病贵和看病难问题。一是看病贵。

① 新华网：《群众体育如何发展？国家体育总局群体司司长刘国永的这些思考与你有关》，百度，2018年2月13日，https：//baijiahao. baidu. com/s?id=1592297667009170984&wfr=spider&for=pc。

医疗改革过度市场化使得公立医院营利性导向突出，公益性服务减弱，过度开药、过度检查和过度治疗大行其道，导致医疗费大幅上涨。二是看病难。全国人民都趋向于在北上广或省会城市看病。现在大医院医生一天要看60—80位病人，而官方数据显示，全国医生的平均门诊量是每天看7位病人。大城市的大医院常年处于战备状态，“三长一短”(挂号时间长、排队时间长、等候时间长，看病时间短)现象严重。虽然这些医生都是高级医院的大医生，但是病人对医生的服务不满意。小城市的小医院则常年处于门可罗雀的状态，虽然服务时间比较长，但技术水平不高，医疗质量也差，病人对医疗结果不满意。

3. 医保改革处于探索阶段，医疗保障体系尚待完善

医疗保障体系不完善的主要表现有三点。第一，医疗保障制度在健康扶贫中的协作机制有待完善。一是健康扶贫与医疗救助制度和管理不统一、不协调，合力不足；二是多重保障机制的长期协调需要足够的财政支撑，但其可持续性尚不明确。这些问题的解决不能一蹴而就，而是需要立足于整合医疗保障体系予以改善。第二，医疗保险与医疗救助制度的衔接机制有待进一步理清。一是医疗保险与医疗救助的功能定位尚未明确；二是医疗保险和医疗救助在医疗服务项目上缺乏区分，限制了医疗救助的兜底功能；三是信息系统尚未实现互联互通；四是供方支付方式杠杆功能尚未贯通在医疗保险和医疗救助衔接中。第三，医疗保险支付方式改革效果的发挥面临一些挑战。一是医疗机构和医保信息系统之间底层编码和标准各异，医院不愿或不能与医保机构实现实时信息的互联、互通、互识；二是受公立医疗机构薪酬体系改革不到位等原因影响，医疗机构总是对支付方式作出策略性的不当应对；三是大部分地区尚未形成医保经办机构和专业医务人员共同治理的机制，应用DRGs等对临床知识要求较高的方式能力欠缺。①

(四) 健康人群面临的主要问题是老龄化加速、慢性病防治和居民体质不高

1. 老龄化社会加速，社会保障负担和健康费用支出加剧

眼下的中国，“银发浪潮”滚滚而来，老龄化问题日益凸显。数据显示，2018

① 顾雪非、赵斌、刘小青：《全民医疗保障体系：成就、形势与展望》，《中国发展观察》2019年第6期。

年末，中国大陆总人口 139 538 万人，其中，60 周岁及以上人口 24 949 万人，占总人口的 17.9%。据相关预测，中国 60 岁及以上老年人口将在 2025 年左右达到 3 亿，并在 21 世纪 50 年代中期接近 5 亿；60 岁及以上人口比例将在 2050 年超过 35%。我国有着典型的“长寿不健康”现象，老年人平均健康余寿比发达国家低 10 岁左右；同时，退休低龄化趋势明显，实际退休年龄只有 53.3 岁，与发达国家相差十多年。这使得我国在同等老龄化水平下，面临着比西方发达国家更沉重的养老、医疗和照护服务压力。① 老年人口抚养比的快速上升，将加大养老金支付压力和全社会医疗费用，同时带来养老服务需求的急剧增长。②

另据《老龄蓝皮书：中国城乡老年人生活状况调查报告(2018)》对中国城乡老年人生活状况抽样调查分析，当代中国老年人生活依然面临诸多问题：老年人口数量持续增加，人口老龄化程度持续加深；收入水平总体不高，因老返贫、因病致贫风险较大；失能、半失能老年人口数量较多，照护服务需求持续上升；宜居建设滞后，全民对老年期生活准备不足，等等。未富先老社会问题突出。

2. 慢性病成为影响居民健康和寿命的主要问题

慢性病主要包括心脑血管疾病、癌症、慢性呼吸系统疾病、糖尿病和口腔疾病，以及内分泌、肾脏、骨骼、神经等疾病。其发生和流行与经济、社会、人口、行为、环境等因素密切相关。随着我国工业化、城镇化、人口老龄化进程不断加快，居民生活方式、生态环境、食品安全状况等对健康的影响逐步显现。慢性病影响因素的综合性、复杂性决定了防治任务的长期性和艰巨性。慢性病呈现“患病人数多、患病时间长、医疗成本高、服务需求大”的特点，是危害我国居民健康的“头号杀手”。据统计，我国慢性病发病人数在 3 亿左右，居民慢性病死亡占总死亡人数的比例高达 86.6%，我国城市和农村因慢性病死亡占总死亡人数的比例分别高达 85.3%和 79.5%。造成的疾病负担占总疾病负担的 70%以上，已成为影响国家经济社会发展和国民健康的重大公共卫生问题。③

3. 国民体质总体不高，尤其是青少年体质亟待增强

《健康管理蓝皮书：中国健康管理与健康产业发展报告(2018)》发布，通过

---

① 智能养老：《全国老龄办关于国家应对人口老龄化战略研究总报告》，搜狐网，2017 年 9 月 27 日，http://www.sohu.com/a/194959985_777124。

② 经济日报：《“银发浪潮”来袭怎么办？专家：探索积极应对人口老龄化的“中国经验”》，搜狐网，2019 年 8 月 27 日，http://www.sohu.com/a/336632784_118392。

③ 《我国现确诊慢性病患者近 3 亿　四大危险因素》，人民网，2016 年 8 月 12 日，http://health.people.com.cn/n1/2016/0812/c403489-28632731.html。

我国8家健康管理(体检)中心132 178名体检者完成的“国人健康水平影响因素及干预策略研究”的数据分析结果显示：约45%的人群为超重或肥胖；25%的人为现患吸烟者；35%的人为现患饮酒者。数据还显示：35.9%的人不参与体育锻炼，成人经常锻炼率仅为18.7%。在参与锻炼的人群中，仅有24%的人每周锻炼的时间达标；仅有一半的人处于理想精神状态；35.78%和12.86%的人分别具有不良和较差的睡眠。① 青少年的体质健康问题不容乐观。虽然我国青少年体质健康水平整体上有向好的趋势，但是“增龄递减”的现象仍然没有改变。从2016、2017、2018三年调查数据来看，我国学生体质健康的整体优良率分别为26.5%、29.3%、30.3%，上升趋势明显。但随着学段升高，学生体质下降趋势也很明显。2017年调查数据显示，小学生体质健康达标率为92.1%，中学生为88.0%，大学生为74.4%。从全国范围来看，学生体质健康水平区域差异很大，体质健康发展不平衡问题还比较突出。当前学生肥胖、视力等问题，亟待引起有关部门重视。

(五)健康文化建设存在的主要问题是对预防的重视不够，居民健康素养水平不高，全民健身运动不够有效

1. 相对于对疾病的治疗，对预防的重视远远不够

健康社会的建设，最重要是从以治疗为中心向以人民健康为中心转变。很多人对于健康的理解就是有病才治，但是实际上预防才是全民健康最为重要的一步。以肿瘤为例，众所周知恶性肿瘤是威胁人体生命的头号敌人，一旦出现临床症状，大都处于中晚期，此时，无论手术治疗、化学治疗或放射治疗，疗效均不理想。如果病人在肿瘤早期亚临床阶段，运用肿瘤标记物(AFP、CEA、CA125、CA19-9、PSA等)检测、热CT、钼靶、HP等初步筛查，结合进一步B超、放射影像学、腔镜、脱落细胞等相关检查，就可能及时发现诸如小肝癌、早期胃癌、早期肺癌、乳腺癌、宫颈癌、白血病等，该阶段通过手术、放化疗，辅以生物治疗就能消灭它，达到完全治愈的目的。而另一些如心脏病、脑血管疾病，在前期体检时都会有相关的特征显现出来。通过定期健康体检，可以检出患病高危人群，针对体检结果，个体化、分层性进行健康评估，对症加以干预，可实现早发现早治疗的目

---

① 《健康管理蓝皮书：中国健康管理与健康产业发展报告(2018)发布》，中国健康管理师网，2018年10月11日，http://www.jkgls.com.cn/htm/kx/1339.html。

的。因此，防治疾病定期体检非常重要。

目前，我国大健康预防的制度配套和社会体系尚在建设之中，许多短板和缺失需要完善，主要表现在：农村和贫困地区大病保险、医疗救助问题；“大处方”“大检查”等过度医疗问题；“以药补医”问题，药品信息全程追溯体系问题；养老、旅游、互联网、健身休闲、食品等健康产业发展问题。

2. 居民健康素养水平仍有待提高

2017 年，中国健康教育中心组织了第 7 次监测，覆盖 31 个省（自治区、直辖市）336 个县（区）1 008 个乡镇（街道），采用问卷调查的方法，样本量为 8.5 万人。从知识、行为和技能三个方面来看，2017 年中国居民基本知识和理念素养水平为 25.82%，健康生活方式与行为素养水平为 14.30%，基本技能素养水平为 16.38%；从 6 个主要公共卫生问题来看，2017 年中国居民安全与急救素养水平为 45.09%、科学健康观素养水平为 41.12%、健康信息素养水平为 22.95%、传染病防治素养水平为 16.06%、慢性病防治素养水平为 15.71%、基本医疗素养水平为 15.34%。以上指标不仅和“健康中国 2030”规划目标还有很大差距，和世界上发达国家相比仍然落后。

因此，我们要进一步加强农村等重点地区、儿童青少年等重点人群的健康促进与教育工作，继续加大慢性病防治素养和基本医疗素养提升力度。大力开展健康城市、健康促进县区等区域健康促进和健康学校、健康家庭等场所健康促进。加强科学研究和国际交流，为健康素养提升提供支持。①

3. 全民健身运动不够深入有效

主要表现在三个方面。第一，全民健身的发展依然不平衡。一是地区间发展不平衡，区（市）县达标情况差异比较大；二是城乡间发展不平衡，城市在参加体育锻炼的人数、体育场地设施、体育组织网络和体育活动开展等方面，要明显优于同地域的农村地区；三是体育健身的参与人群不平衡，青少年和老年人参加体育锻炼的比例较高，而中间年龄段的人群参加体育锻炼的比例较低。第二，体育社会组织数量不足，参与全民健身的社会力量动员不够。各级体育社会组织发展相对缓慢、数量偏少，不能为每个公民提供良好的体育公共服务。社会组织的职能弱化明显，全民健身主要依赖政府的局面没有完全改变。通过政府的财

---

① 《2017 年中国居民健康素养水平为 14.18%》，央广网，2018 年 9 月 20 日，http://health.cnr.cn/jkgdxw/20180920/t20180920_524365108.shtml。

政补贴来为全民健身公共服务的发展提供资金支持，在一定程度上限制了全民健身公共服务的发展。第三，全民健身缺乏科学的指导。群众健身方式亟待改善，盲目性的、无组织的、缺乏科学指导的健身活动比比皆是。社会体育指导员中，总体数量缺乏，年龄普遍偏大，层级结构极不合理，需要加大力度进行优化和提高业务能力。①

三、推进中国健康城市建设的措施和建议

（一）牢固发展新理念，建立健全生态保护和绿色发展体制机制，维护良好健康环境

习近平总书记指出，绿水青山就是金山银山。这为我们建设生态文明、建设健康中国提供了根本遵循。我们要牢固树立新发展理念，全面落实污染防治攻坚战三年行动计划，根治大气、水、土壤和垃圾痼疾，还人民群众一个蓝天白云、绿水青山、城乡美丽的健康环境。

1. 继续推进蓝天保卫战，根本扭转空气污染态势，形成空气持续改善的长效机制

在"大气十条"的实施过程中，通过推动制度创新、技术创新、管理创新，我国初步建立了适合中国国情的空气质量改善模式。下一步，我国应以打赢蓝天保卫战的决心和目标，从制度建设和执法落实上建立和完善大气改善的长效机制。一是加快完善和修订国家空气环境质量标准，设立两个阶段的空气质量标准，约束不达标的地方尽快实现空气质量达标。出台《国家中长期清洁空气行动纲要》和《大气污染防治二期行动计划》，主要明确全国实现国家空气环境质量标准的路线图，特别是针对重点区域和338个地市州明确空气质量达标时间，而且规定所有城市最迟在2030年达到国家空气质量标准，特别是针对京津冀及周边地区的空气质量改善制定"施工图"。② 二是进一步夯实地方政府责任和部门监管执法，以法律刚性和执纪威严确保目标实现。国务院与地方政府签订目标责任书，细化开展实施情况年度考核；各省（区、市）结合实际制订实施方案，将目标任务

① 成都市政协：《关于开展全民健身运动，推进健康城市建设的建议》，成都政府网，2018年5月29日，http://www.chengdu.gov.cn。

② 《中国改善空气质量的"模式"出来了：环保部专家概括为20个字》，第一财经网，2018年2月2日，http://www.jicai.com/news/5397738.html。

层层分解落实至基层政府。继续深化京津冀及周边地区和长三角、珠三角区域大气污染防治协作机制,形成区域统一规划、标准、监测、治理、执法和应急等,协同推进重污染天气应对等重点任务,实现重点区域空气质量的整体改善。三是转变经济发展方式和生活方式,进一步减少大气污染源。推动形成绿色发展方式和生活方式是贯彻新发展理念的必然要求,必须把生态文明建设摆在全局工作的突出地位,坚持节约资源和保护环境的基本国策,坚持节约优先、保护优先、自然恢复为主的方针,努力实现经济社会发展和生态环境保护协同共进,为人民群众创造良好的生产生活环境。改变过多依赖增加物质资源消耗、过多依赖规模粗放扩张、过多依赖高能耗高排放产业的发展模式,把发展的基点放到创新上来,塑造更多依靠创新驱动、更多发挥先发优势的引领型发展。①

2. 进一步落实河长制,强化水环境保护责任,实现水清岸绿

一是强化河长湖长责任落实和追究。河长湖长制涵盖了水资源保护、河湖水域岸线管理保护、水污染防治、水环境治理、水生态修复和执法监管等众多任务,涉及自然资源、生态环境、农业农村等多个部门,各项工作综合性强、跨部门统筹协调要求高。河长湖长制的目的是把河长湖长个体责任与工作机构责任有效衔接,以领导责任推动河湖流域综合治理,必须建立健全问题整改、信息共享、工作督察、责任追究等制度,把牢水流域治理的责任人。

二是强化地方政府水环境保护责任。地方各级党委和政府对本地区水环境保护负总责,要将水环境质量"只能更好,不能变坏"作为水环境保护责任红线。同时,完善水污染物排放控制指标体系,制定严于国家标准的地方水污染物排放标准。京津冀、长江流域清水江等总磷污染控制重点区域、国家重金属重点防控区等水环境质量差、环境容量较小、生态环境脆弱、环境风险高的地区,应执行水污染物特别排放限值。健全流域上下游横向生态补偿机制。推进排污许可制实施。到 2020 年,完成覆盖所有固定污染源的排污许可证核发工作。

三是控制新污染源。工业园区通过调整产业结构,预防污染。严格环境准入,减少污染物排放总量。农业区改善农业种植结构,调整灌溉和施肥方式,实施节水滴灌技术,实行科学施肥,增加有机复合肥和生物肥料使用,合理使用化肥和农药,减少油剂农药的使用量,从源头上控制新污染源,减少农业废水中有

① 《推动形成绿色发展方式和生活方式》,人民网,2018 年 1 月 3 日,http://theory.people.com.cn/n1/2018/0103/c416126-29743660.html。

机污染物的总量。增强对城镇污水处理厂的管控,严格要求处理后达标排放。规划新(扩)建项目严格执行排污许可制度,在环境容量约束下实施资源科学开发与利用。[①]

3. 以源头分类、无害化处理、资源化利用为主,根本解决垃圾污染问题

一是要推行并坚持垃圾分类,提升民众环保意识和国民卫生素质。2017年,国家发改委、住建部发布了《生活垃圾分类制度实施方案》,要求在全国46个城市先行实施生活垃圾强制分类。农村和城市采取不同的分类标准。农村分成"可烂的"厨余垃圾和"不可烂的"其他垃圾,可烂的厨余垃圾利用农家场地,进行堆肥处理,化为有机肥循环利用。将农村垃圾分类处理与乡村旅游、脱贫攻坚等工作结合起来,共同部署、共同落实。城市垃圾分为干垃圾、湿垃圾、可回收物和有害垃圾,通过专业化分流处理手段,最大限度为末端焚烧与填埋"减负"。

二是提升垃圾无害化处理能力,基本解决生活垃圾围城问题。生活垃圾处理设施的建设和运营,要严格执行相关建设标准、技术标准和环保标准,配备完善的污染控制及监控设施。进一步加大推动力度,引导土地资源紧缺、人口密度高的地区优先采用焚烧处理技术。大力推广热电联产方式建设垃圾焚烧项目,实现垃圾资源化利用;建立科学的垃圾焚烧处理行业准入制度。

三是以资源化利用为导向,推进垃圾绿色循环经济发展。针对垃圾分类、回收、处理等各环节,加快技术创新与设备研发。立足生活垃圾减量化,优化生活日用商品的设计、包装,保证产品的质量和耐久性,加强生活垃圾分类、放置、回收的组织和管理。建立绿色导向,鼓励各类生活用品生产企业加大创新研发力度,采用可再生环保材料,倡导消费者购买使用绿色产品。

(二)进一步增进社会保障水平,提高居民文体服务获得感和生活消费安全感,推动健康社会建设

1. 提升社会保障水平,建设高质量社保体系

统筹规划,与时俱进,形成更高质量社会保障体系发展规划。一是做好统筹规划与顶层设计,明确统筹规划与有序推进路线图;二是抓住骨干项目与关键环节深化改革,坚持重点推进突破;三是清晰界定政府的社会保障责任边界并厘清中央与地方的责任;四是精准引导市场主体、社会力量、个人及家庭共建社保体

① 陈小平:《落实河长制必须持之以恒》,《人民日报》2018年5月30日。

系，做到各扬所长、各尽所能、各得其所。

抓住建设高质量社保体系重点任务，统筹推进落实。一是尽快全面优化现行制度安排，特别是优化养老保险、医疗保障、社会救助、养老服务、儿童福利等骨干项目的结构与功能，促进制度整合并提升统筹层次，调整法定保障制度的责任分担机制，并逐步均衡主体各方的保障责任负担；二是赋予社会保障制度能够自我调节的功能，改变政策僵化的局面，运用参数调整手段使之适应人口结构与福利诉求的发展变化。

将有序构建多层次社保体系提到优先议程，充分运用公共政策、社会机制、市场机制来调动各方参与社保体系建设的积极性，并避免混乱无序、效果对冲的现象发生。

加快社会保障法制建设步伐势在必行，包括制定社会救助法、退役军人保障法、医疗保障法、儿童福利法等新法，抓紧修订社会保险法、老年人权益保障法等法律，以便使社会保障制度实践有良法可依并严格执法、严惩违法，最终让整个社保制度在法治轨道上健康运行。

2. 保障食品安全，维护市场秩序和消费者权益

一是政府应当切实履行好监管职责，加强对食品质量的安全监管，完善食品安全应急反应机制，建立统一、规范的食品认证认可体系和食品安全标准体系，发展可靠、快速、便携、精确的食品安全检测技术，建立健全各类危险性评估技术等。

二是完善中国的食品安全法律体系。建立科学、完善的食品安全标准系统，借鉴世界上一些发达国家的先进经验，进一步细化和规范食品安全生产领域内的法律制度，制定出切实可行的食品安全方面的具体标准。同时，要提高中国的食品安全标准；要加强法律法规对危害食品安全行为的惩罚力度，实施对食品安全的有效保护。

三是向广大消费者宣传、普及食品安全方面的知识和增强维权意识。通过加大对消费者进行食品安全方面的宣传教育，使消费者了解食品安全常识，增强食品安全意识，提高辨别问题食品的能力，自觉抵制问题食品。加强对生产和加工者的质量安全培训。加强他们的职业道德教育，定期组织经营者、生产者的学习培训。[①]

① 《浅谈食品安全现状及其解决办法》，安全管理网，2018 年 8 月 26 日，http：//www.safehoo. com/Item/1533834. aspx。

（三）优化卫生资源配置，改进医疗服务效果，完善医疗保障体系，提升健康服务水平

1. 全面推进基本公共卫生服务的均等化

一是建立财政投入长效机制，从筹资的角度切实推动地区间基本公共卫生服务均等化。深化财政体制改革，逐步实现事权与支出范围相对应的财权相统一。通过中央政府对地方的转移支付缩小由于地区经济水平不同造成的差距，加大一般性转移支付力度的同时完善地区间转移支付制度，规范专项拨款和补助的使用。通过立法等保证来自中央和省级财政的资金安排，县级财政根据情况适度补充，并根据经济发展水平进行动态调整。

二是强化政府的统筹协调能力。“基本公共卫生服务”不是“基层公共卫生服务”，专业的公共卫生机构，如疾控中心、健康教育、妇幼保健等机构应深入参与到基本公共卫生服务提供中来，进行职责划分，并加强基层卫生机构与专业公共卫生机构的交流与合作；沿海及东部发达地区增加的公共卫生服务项目可以向流动人口和非户籍居民提供；推动当前的基本医疗保险制度向健康保险制度转变，或鼓励商业保险公司开办公共卫生服务保险业务。

三是对均等化进程进行动态监测和评价。一方面需要加强公共卫生信息化建设，完整、高质量和标准化的健康档案管理系统能使不同地区的健康数据具有可比性，是监测、评价均等化程度的基础；另一方面需要研究制定均等化的评价指标，建立评价系统，对均等化的进程进行系统评价。

四是推动卫生资源分布公平，弥补各地在服务提供数量和质量上的差距。卫生资源分布的公平性并非指在各地区、各项目上的平均化，而是指卫生资源在某一区域内适应居民对不同层次需要所达到的资源组合形式，使卫生资源既能被充分有效利用，又可使该地区的居民能够得到应有的卫生服务。这要求地区政府尽起责任来，通过各种途径和措施增加卫生资源的数量和提高质量，以求当地居民获得基本公共卫生服务的机会均等。

五是统一技术规范和服务标准。制定和完善公共卫生服务的国家标准是实现均等化的重要一环。政府须提供一套技术标准（包括基本公共卫生服务的范围、种类、内容和操作标准等），加强监督与管理，规范服务流程，保证居民获得同

质的基本公共卫生服务。[①]

2. 以医院为中心，切实改进医疗服务效果

一是加大政府的财政投入，让公立医院尽快回归其公益性质的本位。政府财政对医院基本建设、大型设备购置等进行专项补助，并将财政补助与医院绩效考核挂钩。

二是放宽民营资本和外资进入医院，发展专业化服务。鼓励投资者建立品牌化专科医疗集团、举办有专科优势的大型综合医院；支持社会力量举办独立设置的医学检验、病理诊断、医学影像、消毒供应、血液净化、安宁疗护等专业机构，面向区域提供相关服务。

三是加大对医疗机构服务税收支持力度。对医院等医疗机构向患者提供的医疗服务免征增值税；医疗机构接受其他医疗机构委托，提供符合条件的医疗服务免征增值税；药品生产企业提供给患者后续免费使用的相同创新药，不属于增值税视同销售的范围，不征收增值税；对增值税一般纳税人生产销售和批发零售抗癌药品，继续实施优惠的增值税和进口环节增值税。

3. 发挥医保的关键作用，建立健全多层次医疗保障体系

2016 年，国务院印发《关于整合城乡居民基本医疗保险制度的意见》，开始整合城镇居民医保和新农合两项制度。2018 年，中国全面启动实施统一的城乡居民基本医保制度，建立完善的全民参保制度、动态调整筹资机制、医保治理体系。基本医保体系建设让我国亿万城乡居民更加公平地享有基本医疗保障权益。[②]

一是统筹推进"三医联动"，进一步理顺医保管理体制。完善统一的城乡居民基本医疗保险制度和大病保险制度，不断提高医疗保障水平，确保医保资金合理使用、安全可控，统筹推进"三医联动"（医疗、医保、医药）改革，更好保障病有所医。[③] 二是深化医改，采取一系列措施降低药品价格。在新增 17 种抗癌药进入医保目录基础上，继续推进对进口抗癌药实行零关税。从医、保、药等多渠道降低药价，推动落实国家基本药物制度。推进"4＋7"城市药品带量采购，通过充分发挥市场作用，探索合理药价形成机制，引导原研药和仿制药充分竞争，以团购降低药价。三是深入推进 DRGs 国家试点。即以疾病为单位付费，费用总额

---

① 杨金侠：《公共卫生服务均等化不能缺位》，健康报网，2017 年 3 月 21 日，http：//www.jkb.com.cn/chinahealth/zjxj/2017/0321/406034.html。

② 《城乡医保并轨吹响"集结号"》，《人民日报》2018 年 1 月 15 日。

③ 李孟：《理顺医保管理体制　推进"三医联动"》，中国商网，2019 年 3 月 23 日，http：//news.zgswcn.com/2018/0323/823362.shtml。

明确、范围清晰，医疗机构将不得不革新并形成统一的临床路径管理，从而控制整个医疗成本并维持或改进医疗质量，迫使医生在有限费用的约束下选择合理的治疗组合方案，从而减少和控制医疗费用不合理上涨，让医疗机构价值回归，缓解医保支付压力，减轻患者经济负担。

（四）加强妇幼卫生和老龄健康，预防慢性病、传染病，提升大多数国民体质，进一步提高健康人群整体比重

1. 提高妇幼卫生和老龄健康保障力度

妇幼卫生管理。一是提供全方位孕期保健服务。进一步普及产前检查，丰富服务内涵。开设孕前咨询门诊，提供生育力评估和备孕指导，教育群众树立科学孕育观。鼓励助产机构开设孕妇学校，加强孕妇及家属健康教育与健康促进，普及孕育健康知识，提升孕妇健康素养和技能。以《母子健康手册》为载体，免费为孕妇进行产前检查，推广生育全程医疗保健服务。全面推行妊娠风险分级管理和高危孕产妇专案管理，实现孕产妇风险管理防线前移。二是全力预防艾滋病、梅毒、乙肝母婴传播。为全国孕产妇免费提供艾滋病、梅毒、乙肝筛查，为所有发现感染的孕产妇及所生儿童提供预防母婴传播综合干预服务。三是持续提高住院分娩率。全面实施农村孕产妇住院分娩补助项目，对农村孕产妇住院分娩进行定额补助。四是推进妇女重大疾病防治。针对不同历史时期妇女主要健康问题，集中力量开展普查普治，逐步减少子宫脱垂和尿瘘等疾病对妇女健康的影响。将乳腺癌和宫颈癌纳入国家大病救治范围，不断完善救治保障。五是加强7岁以下儿童系统管理。结合不同发育阶段特点，重点进行体格检查、生长和心理发育评估、听力和视力筛查，为家长进行母乳喂养、辅食添加、意外伤害预防、心理行为发育、口腔保健、常见病防治等健康指导。

老龄健康管理。一是积极推动医养结合服务，重点为失能、失智老人提供所需的医疗护理和生活照护服务，推动居家老年人长期照护服务的发展。二是鼓励有条件的养老机构设置以老年病、慢性病防治为主的中医诊室，推动二级以上中医医院开设老年病科，开展老年病防治和康复护理。三是加强医疗保障体系建设，探索建立长期护理保险制度，并进一步加大对贫困老年人的医疗救助力度，为维护老年人健康奠定坚实基础。①

① 《2020年我国60岁及以上老年人口将达2.55亿》，新华网，2017年3月24日，http：//www.xinhuanet.com/health/2017-03/24/c_1120684505.htm。

2. 加大投入健全预防慢性病、传染病体系

慢性病防治是一项巨大的系统工程。一是要加强慢性病病因的流行病学调查。寻找危险因素及保护因素，阐明确切病因和疾病形成模式，以明确预防什么和如何预防。二是要实施以健康教育为主导措施，以降低危险因素为目标的干预策略。健康教育既重视健康知识的传播，又强调行为的改变。健康知识的传播是改变行为的基础和前提；把健康知识变成广大群众的自觉行动，则是健康教育的落脚点和追求目标。三是要依靠城乡三级医疗预防保健网。在我国，医疗预防保健网已经遍布城乡，城乡三级医疗预防保健网在防治疾病、保健人民健康上发挥巨大作用。在慢性病防治中，要紧紧依靠三级网，发挥其在健康教育、基线调查、干预措施的实施、信息管理、治疗、康复等多方面的作用。

3. 关注青少年等重点人群，全方位、全周期发挥体育健康功能，进一步提升国民体质

加强学校体育教育，将提高青少年的体育素养和养成健康行为方式作为学校教育的重要内容。全面实施青少年体育活动促进计划，广泛开展丰富多样的青少年体育活动，使青少年提升身体素质、掌握运动技能、培养锻炼兴趣，形成终身体育健身的良好习惯。配合推进老年宜居环境建设工作，统筹规划建设公益性老年健身体育设施。推动残疾人康复体育和健身体育广泛开展。开展职工、农民、妇女、幼儿体育，推动将外来务工人员公共体育服务纳入属地供给体系，加大对社区矫正人员等特殊人群的全民健身服务供给。①

（五）全民健身，提升居民健康素养和体质，形成健康向上的文化氛围

1. 以促进人民健康为中心，推动全民健身与全民健康深度融合

加快建设公平可及、科学合理的公共体育服务体系，逐步推动基本公共体育服务在地域、城乡和人群间的均等化，制定结构合理、内容明确、符合实际的基本公共服务标准体系。统筹建设全民健身场地设施，让广大人民群众靠得近、用得上。大力培育基层全民健身组织，加强公益性和职业社会体育指导员队伍建设。弘扬体育文化，促进人的全面发展。普及健身知识，宣传健身效果，弘扬健康新理念，把身心健康作为个人全面发展和适应社会的重要能力，树立以参与体育健

---

① 刘鹏：《落实全民健身国家战略　努力推进健康中国建设》，人民网，2016 年 10 月 10 日，http://health.people.com.cn/n1/2016/1010/c398004-28764622.html。

身、拥有强健体魄为荣的个人发展理念，营造良好舆论氛围。

2. 贯彻预防为主的健康工作方针，通过普及科学健身、体医结合，提高人民健康素养

加大科学健身指导和宣传力度，进一步完善国民体质测试常态化机制，探索体质测定与运动健身指导站、社区医院等社会资源相结合的运行模式。建立广泛覆盖城镇乡村的体质测试平台，依托体质监测数据库，建立科学健身指导服务体系。制订全民健身传播行动计划，拓宽渠道、创新方式，充分利用新技术、新方法，推动全民健身生活化，引领全民健身新时尚。促进体医结合和非医疗健康干预，加强体育运动指导，大力发展运动医学和康复医学，鼓励社会资本开办康体、体质测定和运动康复等各类机构。

3. 倡导健康的生活方式，以健康生活增进健康人生和社会健康的价值观

树立大健康理念，通过自我保健来预防因不良生活方式而导致的疾病。当今，影响人们健康长寿、慢性流行比较严重的疾病，如高血压、高脂血症、冠心病、心血管病、糖尿病、肿瘤等，其病因主要与心理、社会因素和生活方式密切相关，并且生活方式是影响健康和生命质量最重要的因素。如吸烟、酗酒、膳食结构不合理、营养不平衡、肥胖、不运动、生活不规律、高度紧张、过度疲劳等，都是上述疾病重要的危险（致病）因素，而这些由自己造成的危险因素都可以通过健康教育、自我保健进行科学调整，一旦这些危险因素得到纠正，发病率及死亡率即可显著下降。①

① 张孔娟、孙莹莹：《预防重于治疗　健康为生命创造价值》，《中国经济时报》2017 年 12 月 7 日。

第二章　省会城市健康城市指数

全国共有31个省、直辖市、自治区，其中有22个省、4个直辖市、5个自治区(除台湾省和香港、澳门特别行政区外)，由于国家统计局未能提供完整的西藏自治区相关权威统计资料，故自2016年起，研究分析报告不包含拉萨。

26个省会城市健康城市指数设置了3个评价维度、22个评价指标。这3个评价维度及其评价指标包括：在健康服务(设施)维度设有4个指标，分别是“每万人口医院数”“每万人口医院床位数”“每万人口医院执业(助理)医生数”“每万人口医院注册护士数”；在健康环境维度设有8个指标，分别是“人均城市市容环境卫生建设投资额”“城市污水处理率”“城市建成区绿化覆盖率”“城市人均公园绿地面积”“人均城市道路清扫保洁面积”“城市生活垃圾处理率”“人均城市道路面积(市辖区)”“细颗粒物(PM2.5)年平均浓度”；在健康保障维度设有10个指标，分别是“人均公共财政预算支出中医疗卫生支出”“人均公共财政预算支出”“医疗卫生支出占财政支出的比重”“城镇居民人均可支配收入”“农村居民人均可支配收入”“城镇登记失业率”“城镇单位就业人员平均工资”“每万人口城镇职工基本养老保险参保人数”“每万人口城镇基本医疗保险参保人数”“每万人口失业保险参保人数”。

通过主成分分析建模的计算和对3个评价维度、22个评价指标的综合评价，就可以得出2018年26个省会城市健康综合指数得分。

一、26个省会城市健康城市综合指数得分和综合分析

(一) 省会城市健康城市综合指数得分及排序

2018年省会城市健康城市综合指数得分最高为83.89，最低分为67.24，最

大差距分为16.65,各地平均值(标准值为100)为73.14分。(详见表2－1)

表2－1 2018年26个省会城市健康城市综合指数得分及排序

排　名	省会城市	健康城市综合指数得分	健康城市综合指数百分制得分
1	广州市	26.764 607 74	83.89
2	杭州市	25.831 754 86	82.42
3	长沙市	23.337 453 80	78.34
4	南京市	22.822 957 83	77.47
5	成都市	22.500 924 99	76.92
6	郑州市	21.690 686 93	75.52
7	银川市	21.194 022 79	74.65
8	合肥市	21.166 397 98	74.61
9	福州市	21.000 603 41	74.31
10	武汉市	20.877 695 25	74.10
11	济南市	20.657 685 77	73.70
12	呼和浩特市	20.341 741 72	73.14
13	乌鲁木齐市	20.273 781 67	73.02
14	贵阳市	19.984 261 29	72.49
15	昆明市	19.786 058 90	72.13
16	沈阳市	19.575 092 17	71.75
17	太原市	19.121 835 03	70.91
18	南昌市	19.072 900 43	70.82
19	西安市	18.771 316 71	70.26
20	兰州市	18.755 660 76	70.23
21	海口市	18.304 806 45	69.38
22	石家庄市	18.180 182 38	69.14
23	西宁市	18.007 356 69	68.81
24	南宁市	17.662 818 24	68.15
25	长春市	17.638 118 53	68.10
26	哈尔滨市	17.193 826 88	67.24
	各地平均值	20.404 405 74	73.14
	百分标准值	38.027 663 91	100

2018年,中国省会城市健康城市综合指数得分排在前五位的是广州市83.89分、杭州市82.42分、长沙市78.34分、南京市77.47分、成都市76.92分;排在后五位的是石家庄市69.14分、西宁市68.81分、南宁市68.15分、长春市68.10分、哈尔滨市67.24分;第一名广州市和最后一名哈尔滨市相差16.65分。(详见图2-1)

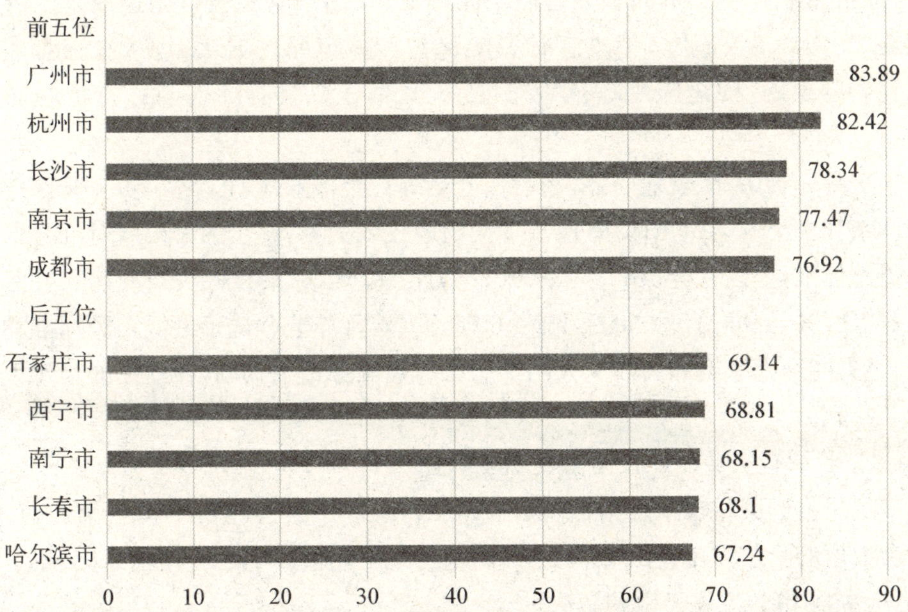

图2-1 2018年26个省会城市健康城市综合指数前后五位得分及排序

(二)省会城市健康城市综合指数综合分析

省会城市健康城市综合指数是由健康服务指数、健康环境指数、健康保障指数三个指标综合而来的。从前五名得分来看,全部高于平均值73.14分,广州市和杭州市都在80分以上,位居第一、第二名,处于第一梯队。长沙市、南京市、成都市处于第二梯队。下面结合相关指标具体分析。

1. 广州健康城市建设的主要经验和做法

广州市健康城市综合指数得分83.89,在26个省会城市中排列第一位,比排名末位的哈尔滨市高出16.65分,高出各地平均值10.75分,相较2017年上升8位。广州在推进健康城市建设方面,主要的经验和做法有:

一是优化配置医疗卫生资源。制定《广州市区域卫生规划(2011—2020

年)》并逐步实施，统筹规划辖区内医疗机构、床位、大型医疗设备等卫生资源，巩固和发展区域医疗中心地位，加快花都区、番禺区、南沙区、萝岗区、从化区、增城区等区域医疗中心建设。

二是巩固和完善国家环保模范城市创建成果。大力加强环保基础设施建设，积极推进以治理水环境污染、大气污染、噪声污染等为重点的环境综合治理，保护生态环境。巩固和完善国家园林城市、国家森林城市创建成果。继续实施"青山绿地"工程。推进森林资源保护和城市绿化美化工作，进一步建设和完善绿道网，构建广州绿色生态屏障，基本建成具有岭南园林特色的花园城市。

三是完善医疗、就业、住房、教育、养老等社会保障体系。进一步完善医疗保障体系和社会养老保障体系，逐步加大财政投入力度，逐步加大政府对社会保障的资助标准，提高社会保障待遇水平。为原"六类"对象和特扶老人购买社区居家养老服务，标准为每人每月400—600元。对月养老金低于最低工资标准的失能、半失能纯老家庭和高龄老人购买居家养老服务给予补助，补助标准为每人每月200元。

2. 杭州健康城市建设的主要经验和做法

杭州市健康城市综合指数得分82.42，在26个省会城市中排名第二位，比排名末位的哈尔滨市高出15.18分，高出各地平均值9.28分，相较2017年上升5位。杭州市的主要经验和做法：

一是深化更高水平医联体建设。全面实施更高水平医疗联合体建设三年行动计划，提高全市医疗卫生服务体系整体性、系统性、协调性。杭州市属5家专科医院全方位参与医联体、医共体、专科联盟建设。推动"县域五大中心"全覆盖并有效运行，全面推进市域与县域医疗资源共享体系建设。加快构建具有杭州特色的分级诊疗体系，努力实现县域就诊率达到90%的水平。

二是加强环境保护，改进环境质量。编制印发了《杭州市"清洁排放区"建设暨大气污染防治2018年实施计划》，以产业结构、能源结构、交通运输结构调整为主线，围绕"五气共治"，推进大江东产业集聚区、余杭经济技术开发区国家级循环化改造试点。加强统筹规划，强化责任落实，先后出台《杭州市碧水行动方案》和《杭州市治污水暨水污染防治行动2018年实施方案》，将各项目标和工作内容纳入"美丽杭州"和"五水共治"考核。建章立制，制定印发《杭州市"污水零直排区"建设行动方案》，明确"1+4"的建设体系。全年共完成工业园区(工业集聚区)试点建设任务数 13 个,生活小区试点建设 248 个,镇(街道)试点任务数 14 个。

三是建立"城乡统筹,全民覆盖"的基本医疗和基本养老保障体制。按照"城乡统筹,全民覆盖,一视同仁,分类享受"的原则,建立包括城镇职工基本医疗保险、城镇居民基本医疗保险、新型农村合作医疗、农民工医疗保险、医疗困难救助等在内的多层次社会医疗保障体系和多层次社会养老保障体系。

3. 长沙健康城市建设的主要经验和做法

长沙市健康城市综合指数得分 78.34,在 26 个省会城市中排名第三位,比排名末位的哈尔滨市高出 11.10 分,高出各地平均值 5.20 分,维持 2017 年的排名。长沙市建设健康城市取得显著成绩,主要经验和做法:

一是分别实施基层医疗机构标准化建设、基层医疗卫生服务能力提升"三年行动计划"。全市实现"1530 就医圈",即城市居民步行 15 分钟、农村居民步行 30 分钟可到达最近的医疗机构。同时,启动新一轮基层医疗机构服务能力和基层中医药服务能力提升工程。全面实施基层卫生人才队伍"四个一批"工程,全市基层卫生人才队伍明显优化,乡镇卫生院、社区卫生服务中心大专及以上学历者占比超过 80%。

二是开展"清霾""碧水""静音""净土"行动。加强结构性绿地、湿地公园、洲岛公园建设,将湘江洲岛打造成为具有国际影响力的"中央生态公园"。全面推行河长制,深入实施湘江保护与治理"一号重点工程",全面禁止环保不达标船舶进入湘江,加快浏阳河、沩水沿线畜禽养殖退出,解决浏阳河城区段积淤等重大环境问题。新改扩建污水处理厂 6 个,集中式饮用水水源地水质达标率 100%,建成圭塘河生态引水工程,成功创建全国首批水生态文明城市。持续推进大气污染防治,淘汰黄标车 29 497 辆,新增纯电动公交车 1 609 辆,完成居民家庭餐厨油烟净化治理改造 2 万户,建筑工地扬尘在线监测实现全覆盖,全年空气质量优良天数 263 天,优良率达 72%。

三是深化供给侧结构性改革,"1+7"政策落地见效。目前,城区每个街道至少拥有 1 家日间照料中心或小型养老机构,农村养老服务设施覆盖率达 60%以上。城乡居民大病保险、贫困人口基本医疗保险和残疾儿童康复全面实施。城乡低保实现一体化,低保标准提高 22 个百分点,特困供养标准提高 228 个百分点。全市为企业及职工降低社会保险费 10.45 亿元。其中,2017 年长沙市天心区被评为全国老龄健康能力服务示范城区。

4. 南京健康城市建设的主要经验和做法

南京市健康城市综合指数得分77.47，在26个省会城市中排名第四位，比排名末位的哈尔滨市高出10.23分，高出各地平均值4.33分，较2017年上升15位。南京健康城市建设的主要经验和做法：

一是坚持上下联动，建立与基层医疗机构全面合作的医疗联合体。推进分级诊疗制度建设，引导优质资源和服务重心下沉下移，逐步实现基层首诊、双向转诊、急慢分治、上下联动。建立基层签约服务制度，允许公立医院医师多点执业。市中医院新院、鼓楼医院江北国际医院建成运营，基层医疗机构医联体实现全覆盖。每千名老人拥有养老床位数达37.7张，新增社区老年人助餐点250个，获评全国居家和社区养老改革试点优秀地区。

二是全面推进城市生态环境建设，建设园林城市。实施8个重点片区环境综合整治、16条主次干道及沿街建筑立面出新，完成192个老旧小区、600条背街小巷整治。乡村振兴战略有力实施，建成美丽乡村示范村80个、宜居村100个，打造6个市级田园综合体。出台《长江岸线保护办法》，在全国率先把长江岸线保护纳入法治化轨道。把修复长江生态环境摆在压倒性位置，持续开展"263"专项行动，提标改造城北、江心洲等污水处理厂，基本消除黑臭水体。完成204家重点企业挥发性有机物专项治理，建成143家"智慧工地"，初步监测统计空气优良率为70.4%。万元生产总值能耗完成省定目标，两年累计削减非电用煤280万吨左右。完成绿化造林3.85万亩，林木覆盖率达31.02%，建成区绿化覆盖率达40.75%。新改建游园绿地22个，公园绿地服务半径覆盖率超过92%。实施玄武湖、秦淮河夜景亮化工程，"最南京"夜景名片形象初显。

三是建立实施统一的城乡居民医保制度和政策体系。健全城乡居民大病保险制度。完善社会保险市级统筹。推进医保付费方式改革，研究扩大病种结算范围，探索医疗联合体的结算管理，推动长期护理险制度建设，做好异地就医联网结算工作。职工医保和居民医保政策范围内住院医疗费用报销比例分别稳定在85%和70%以上，低保标准提高到每月860元，残疾人基本保障和重点救助实现全覆盖；企业退休人员月均养老金达2 984元，位居全省第一；医疗救助标准不断提高。

5. 成都健康城市建设的主要经验和做法

成都市健康城市综合指数得分76.92，在26个省会城市中排名第五位，比排名末位的哈尔滨市高出9.68分，高出各地平均值3.78分，较2017年上升1

位。成都坚持将健康理念融入建设全面体现新发展理念的国家中心城市具体实践，实现健康和幸福的“共建、共治、共享”，全力打造“健康成都·幸福蓉城”。成都主要经验和做法：

一是创新分级诊疗体制机制，提高卫生资源配置效率。全面开展医联体建设，全面推进家庭医生签约服务，2017—2020年投入30亿元实施基层医疗机构硬件提升工程，促进优质资源下沉和基层能力提升。

二是打赢“三大治污战役”，实现生态可持续发展。出台“治霾十条”“治水十条”“治堵十条”“增绿十条”，加快建设美丽中国典范城市。优化城市空间规划，促进区域间功能互补互促，重塑城市空间结构，提升城市宜居性和舒适度。

三是完善城乡养老保险、医疗保险体系，实施重特大疾病医疗保险制度，开展长期照护保险试点，持续推动全民参保计划，加快推进社保经办管理服务体系现代化建设。

6. 健康城市建设推进中存在的问题和不足

从后五名来看，石家庄市、西宁市、南宁市、长春市、哈尔滨市得分都是70分以下，全部低于平均值73.14分。

(1) 石家庄

石家庄健康城市综合指数得分69.14，在26个省会城市中排名倒数第五位，比排名第一位的广州市低14.75分，低于各地平均值4.00分，较2017年下降17位。究其原因，除了数据直观表象之外，与政府在医疗卫生、环境治理等方面的财政投入密切相关，如在社会保障方面，人均公共财政预算支出为8 291.14元/人，城镇居民人均可支配收入32 929元，每万人口城镇职工基本养老保险参保人数2 362人，均低于各省会城市平均值。

(2) 西宁

西宁市健康城市综合指数得分68.81，在26个省会城市中排名倒数第四位，比排名第一位的广州市低15.08分，低于各省会城市平均值4.33分，较2017年下降11位。究其原因，与西宁市环境治理水平不高有关，具体表现在：城市污水处理率75.67%、城市人均公园绿地面积12.30平方米、城市生活垃圾处理率95.42%。环境建设水平比较低，相关数据均低于各省会城市平均值。

(3) 南宁

南宁市健康城市综合指数得分68.15，在26个省会城市中排名倒数第三位，比排名第一位的广州市低15.74分，低于各省会城市平均值4.99分，较

2017年下降11位。究其原因，与南宁市在社会保障等方面的投入和发展不高有关，具体如：人均公共财政预算支出为8 538.58元/人，城镇居民人均可支配收入33 217元，每万人口城镇职工基本养老保险参保人数1 761人，社保水平总体很低。

（4）长春

长春健康城市综合指数得分68.10，在26个省会城市中排名倒数二位，比排名第一位的广州市低15.79分，低于各地平均值5.04分，较2017年下降7位。政府在公共卫生投入方面存在明显不足，如在健康服务方面，长春每万人口医院数0.22个，每万人口医疗卫生机构床位数59.75张，每万人口医院执业医生数28.20人，均低于各省会城市平均水平。

（5）哈尔滨

哈尔滨市健康城市综合指数得分67.24，在26个省会城市中排名倒数第一位，比排名第一位的广州市低16.65分，低于各省会城市平均值5.90分，较2017年下降了3位。主要原因是政府在公共卫生投入方面存在明显不足，如每万人口城镇职工基本养老保险参保人数仅2 555人，在全国省会城市中排名末位。

二、26个省会城市健康服务指数得分和比较分析

（一）省会城市健康服务指数得分及排序

2018年省会城市健康服务指数得分最高为87.83，最低分为54.19，最大差距分为33.64，各地平均值（标准值为100）为68.77分。（详见表2-2）

表2-2　2018年26个省会城市健康服务指数得分及排序

排　名	省会城市	健康服务指数得分	健康服务指数百分制得分
1	郑州市	10.572 077 50	87.83
2	长沙市	9.256 011 104	82.19
3	成都市	8.786 669 613	80.08
4	昆明市	8.507 718 935	78.79
5	西宁市	8.263 504 436	77.65

续　表

排　名	省会城市	健康服务指数得分	健康服务指数百分制得分
6	合肥市	8.164 618 937	77.19
7	呼和浩特市	7.822 152 073	75.55
8	银川市	7.603 841 252	74.49
9	太原市	7.500 648 644	73.98
10	贵阳市	7.215 125 456	72.56
11	乌鲁木齐市	6.809 752 215	70.49
12	兰州市	6.788 427 147	70.38
13	石家庄市	6.601 724 737	69.41
14	福州市	6.514 570 495	68.95
15	海口市	6.415 442 038	68.42
16	济南市	5.806 277 827	65.09
17	杭州市	5.723 422 151	64.63
18	南宁市	5.557 653 196	63.68
19	哈尔滨市	5.409 414 383	62.83
20	沈阳市	5.245 711 323	61.87
21	南昌市	4.822 172 934	59.32
22	长春市	4.782 541 779	59.08
23	广州市	4.566 869 820	57.73
24	西安市	4.347 202 502	56.32
25	武汉市	4.208 726 413	55.42
26	南京市	4.024 178 976	54.19
	各地平均值	6.589 094 457	68.77
	百分标准值	13.703 348 41	100

省会城市健康服务指数得分中，郑州市 87.83 分，位居第一名；其次是长沙市 82.19 分，第二名；成都市 80.08 分，第三名；昆明市 78.79 分，第四名；西宁市则是 77.65 分，居于第五名。而后五名分别是长春市 59.08 分、广州市 57.73 分、西安市 56.32 分、武汉市 55.42 分、南京市 54.19 分。（详见图 2-2）

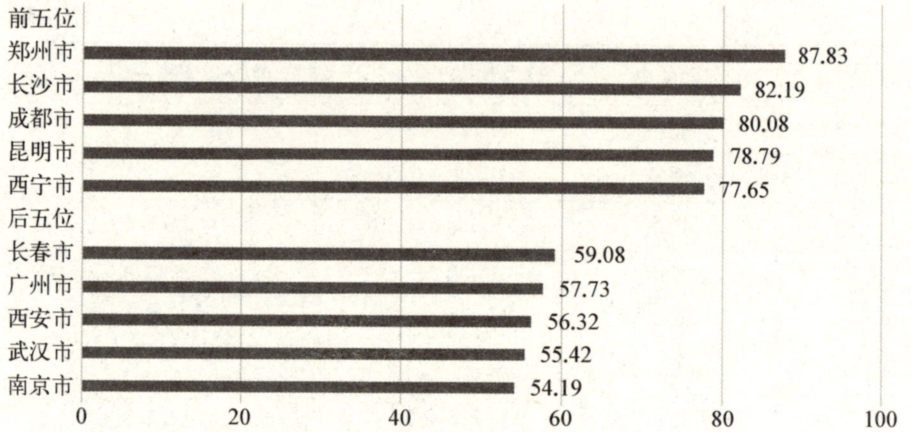

图 2-2　2018 年 26 个省会城市健康服务指数前后五位得分及排序

（二）省会城市健康服务指数综合分析

1. 郑州健康服务建设的主要经验和做法

郑州市健康服务指数得分 87.83，在 26 个省会城市中排名第一位，比排名末位的南京市高出 33.64 分，高于各省会城市平均值 19.06 分，连续两年保持第一位。

郑州每万人口医院数为 0.26 个，每万人口医疗卫生机构床位数为 94.69 张，每万人口医院执业医生数为 45.19 人，每万人口医院注册护士数为 62.21 人，四项指标都位居各省会城市前列，成绩来之不易。其重要原因是多年坚持不懈推进“健康郑州”建设，特别是 2016 年 11 月被确定为全国首批健康城市建设试点城市以来，郑州市以《河南省“健康中原 2030”规划纲要》目标为引领，在制定多项政策时都充分考虑健康城市建设，做好各方统筹，为健康城市建设上新台阶奠定了良好基础。以 2018 年为例，全年财政民生支出 1 402.9 亿元，增长 17 个百分点，占全市财政一般公共预算支出的 79.6%。郑州在健康服务建设方面的主要经验和做法：一是分级诊疗和医养结合工作稳步推进，医疗服务能力逐步提升，医疗资源总量得到进一步扩大；二是完善医疗卫生设施布局，构建覆盖城乡的医疗卫生服务体系，完善护理服务标准和入、出、转院服务流程，规范诊疗服务行为，医疗服务质量进一步改善；三是医疗卫生体制改革稳步推进，“家门口医疗服务”更加便捷，建设区域医疗联合体，促进优质医疗资源下沉和基层医疗卫生服务能力提升；四是深入推进县级公立医院综合改革，出台《郑州市推进县级公立医院综合改革工作实施方案》，药品、高值耗材联合采购实现全覆盖，药占比29.6%，各医疗机构药品“两票制”执行比例98%以上，实行药品零差率销售补偿及“先住院，后付费”等惠民措施，公立医院综合改革受到国务院表彰。

2. 长沙健康服务建设的主要经验和做法

长沙市健康服务指数得分82.19，在26个省会城市中排名第二位，比排名末位的南京市高出28.00分，也高于各省会城市平均值13.42分，较2017年上升2名。

根据《2018中国城市统计年鉴》，长沙每万人口医院数为0.40个，每万人口医疗卫生机构床位数为83.07张，每万人口医院执业医生数为41.28人，每万人口医院注册护士数为51.35人，均排名在各省会城市前列。长沙市的主要经验和做法：一是出台和推进《长沙市“智慧医疗”建设实施方案(2018—2020年)》，确立“一平台、一库、一卡、一院、十大应用系统”建设框架，统筹推进智慧医疗项目；二是实现住院、门诊病历电子化，启用临床路径管理系统，建立电子病历、健康档案资源库，共计采集全市居民电子健康档案660余万份、电子病历80余万份，为智慧医疗项目打下了坚实的数据基础；三是加强医疗卫生基础设施建设，已建成1所三级综合医院、7所非公立三级专科医院，开工建设湘雅五医院、梅溪湖健康医疗城、市妇女儿童医院、市第四医院滨水新城院区等一批大型医疗和健康项目。

3. 成都健康服务建设的主要经验和做法

成都市健康服务指数得分80.08，在26个省会城市中排名第三位，比排名末位的南京市高出25.89分，高于各省会城市平均值11.31分，较2017年上升2名。

根据《2018中国城市统计年鉴》，成都每万人口医院数为0.62个，每万人口医疗卫生机构床位数为88.81张，每万人口医院执业医生数为40.53人，每万人口医院注册护士数为50.45人。成都的主要经验和做法，集中体现在：紧紧围绕《成都市2011—2020年区域卫生规划》，启动实施新一轮“改善医疗服务三年行动计划”，重点推进预约诊疗、远程医疗、日间手术、智慧医院建设等20项工作；在全市所有公立医疗机构巩固药品采购“两票制”成果，健全短缺药品监测预警和分级应对机制，大力推进分级诊疗体系建设，医联体内100%开展了远程医疗服务。

4. 昆明健康服务建设的主要经验和做法

昆明市健康服务指数得分78.79，在26个省会城市中排名第四位，比排名末位的南京市高出24.60分，高于各省会城市平均值10.02分，较2017年上升2名。

根据《2018中国城市统计年鉴》，昆明市健康服务构成指标中每万人口医院数为0.55个，每万人口医疗卫生机构床位数为94.27张，每万人口医院执业医生数为48.52人，每万人口医院注册护士数为26.63人。昆明全市医疗资源聚集优势明显，人均医疗资源超过全国平均水平，位居西南地区前列。昆明的主要经验和做法集中体现在充分利用云南的气候和植物资源的优势，以“医、药、养、健、游、食”六大健康产业为核心和支撑，发展健康产业，建设“健康之城”。一是依托昆明独特的气候优势、生态优势和生物多样性资源优势，加快发展以生物医药、医疗健康服务、康体养生为重点的大健康产业，把昆明建设成为全国大健康产业示范区；二是以国家植物博物馆建设为平台，把自然资源优势转化为发展优势，闯出一条为民造福的路子。

5. 西宁健康服务建设的主要经验和做法

西宁市健康服务指数得分77.65，在26个省会城市中排名第五位，比排名末位的南京市高出23.46分，高于各省会城市平均值8.88分，较2017年上升2名。

根据《2018中国城市统计年鉴》，西宁市健康服务构成指标中每万人口医院数为0.35个，每万人口医疗卫生机构床位数为87.62张，每万人口医院执业医生数为41.37人，每万人口医院注册护士数为25.84人。西宁的主要经验和做法：一是全面深化医药卫生体制改革，加快建立覆盖城乡居民的基本医疗保障制度；二是初步建立了全民医保体系，推进城乡医保一体化，建立了重特大疾病政策范围内常规报销、大病保险和医疗救助“三道保障线”；三是突出“三医联动”综合施策，深入推进国家级城市公立医院改革试点工作，建成15分钟就医圈，群众看病更加方便和省钱。

6. 健康服务建设推进中存在的问题和不足

排名后五位的长春市、广州市、西安市、武汉市、南京市的健康服务指数得分普遍低于各省会城市平均值68.77分。

(1) 长春

长春市健康服务指数得分59.08，在26个省会城市中排名倒数第五位，比排名第一名的郑州市低28.75分，低于各省会城市平均值9.69分，较2017年下降3名。

根据《2018中国城市统计年鉴》，长春市每万人口医院数为0.22个，每万人口医疗卫生机构床位数为59.75张，每万人口医院执业医生数为28.20人，每万人口医院注册护士数为27.19人，这四项数据都明显偏低，从而影响长春市的健康服务指数排名。

（2）广州

广州市健康服务指数得分 57.73，在 26 个省会城市中排名倒数第四位，比排名第一名的郑州市低 30.10 分，低于各省会城市平均值 11.04 分，较 2017 年下降 9 名。

根据《2018 中国城市统计年鉴》，广州市每万人口医院数为 0.27 个，每万人口医疗卫生机构床位数为 91.03 张，每万人口医院执业医生数为 55.40 人，每万人口医院注册护士数为 43.59 人。广州常住人口超过 1 400 万，执业医生数、注册护士数的数值偏低，成为广州健康服务建设的短板。

（3）西安

西安市健康服务指数得分 56.32，在 26 个省会城市中排名倒数第三位，比排名第一名的郑州市低 31.51 分，低于各省会城市平均值 12.45 分，较 2017 年下降 1 名。

根据《2018 中国城市统计年鉴》，西安每万人口医院数为 0.36 个，每万人口医疗卫生机构床位数为 64.26 张，每万人口医院执业医生数为 34.02 人，每万人口医院注册护士数为 44.38 人。针对存在问题，西安市出台了《西安市医疗机构设置规划（2018—2022）》，提出医疗机构科学规划、合理布局、优化配置、有序运行要求，加快市级重点项目建设，缓解城市新建区域医疗资源短缺难题。

（4）武汉

武汉市健康服务指数得分 55.42，在 26 个省会城市中排名倒数第二位，比排名第一名的郑州市低 32.41 分，低于各省会城市平均值 13.35 分，较 2017 年上升 1 名。

根据《2018 中国城市统计年鉴》，武汉市每万人口医院数为 0.41 个，每万人口医疗卫生机构床位数为 91.86 张，每万人口医院执业医生数为 42.47 人，每万人口医院注册护士数为 28.12 人。武汉市常住人口超过 1 000 万，城区之间医疗资源分布不平衡的问题突出，80％以上三级医院集中在中心城区，直接影响了评价指标的人均水平。

（5）南京

南京市健康服务指数得分 54.19，在 26 个省会城市中排名倒数第一位，比排名第一名的郑州市低 33.64 分，低于各省会城市平均值 14.58 分，较 2017 年下降 1 名。

根据《2018 中国城市统计年鉴》，南京市健康服务指标构成中每万人口医院数为 0.32 个，每万人口医疗卫生机构床位数为 68.96 张，每万人口医院执业医生数为 41.26 人，每万人口医院注册护士数为 50.51 人。南京城乡之间医疗资源分布不平衡，一半以上在主城区，郊区医疗资源匮乏，导致其得分不高。

三、26个省会城市健康环境指数得分和比较分析

（一）省会城市健康环境指数得分及排序

2018年省会城市健康环境指数得分最高为80.40，最低为74.09，最大差距分为6.31，各地平均值（标准值为100）为78.12分。（详见表2-3）

表2-3 2018年26个省会城市健康环境指数得分及排序

排　名	省会城市	健康环境指数得分	健康环境指数百分制得分
1	广州市	40.471 515 90	80.40
2	呼和浩特市	40.216 574 57	80.15
3	银川市	40.051 048 52	79.99
4	南京市	39.837 329 54	79.77
5	合肥市	39.594 848 56	79.53
6	石家庄市	39.507 992 97	79.44
7	海口市	39.210 175 65	79.14
8	福州市	38.912 313 70	78.84
9	南昌市	38.722 214 81	78.65
10	贵阳市	38.684 390 72	78.61
11	南宁市	38.620 980 97	78.54
12	济南市	38.533 539 82	78.46
13	杭州市	38.525 195 52	78.45
14	昆明市	38.518 529 52	78.44
15	成都市	38.484 165 31	78.41
16	西安市	38.056 079 58	77.97
17	兰州市	37.920 922 55	77.83
18	郑州市	37.878 395 16	77.79
19	沈阳市	37.874 939 46	77.78
20	太原市	37.720 233 09	77.62
21	长春市	36.880 492 46	76.75
22	武汉市	36.561 898 32	76.42

续　表

排　名	省会城市	健康环境指数得分	健康环境指数百分制得分
23	长沙市	36.538 059 76	76.40
24	乌鲁木齐市	36.093 567 45	75.93
25	西宁市	35.793 619 14	75.62
26	哈尔滨市	34.362 232 48	74.09
	各地平均值	38.214 279 06	78.12
	百分标准值	62.602 034 52	100

省会城市健康环境指数排名前五位的分别是：广州市 80.40 分，第一名；呼和浩特市 80.15 分，第二名；银川市 79.99 分，第三名；南京市 79.77 分，第四名；合肥市 79.53 分，第五名。排名末五位的依次是：武汉市 76.42 分，第 22 名；长沙市 76.40 分，第 23 名；乌鲁木齐市 75.93 分，第 24 名；西宁市 75.62 分，第 25 名；哈尔滨市 74.09 分，第 26 名。第一名广州市与最后一名哈尔滨市相差 6.31 分。从 26 个省会城市健康环境指数得分看，整体得分都比较高，最低哈尔滨 74.09，最高广州 80.40，差距也不大，比较平均。这说明各省会城市在防治污染攻坚战、推进生态文明建设方面都下了功夫，健康城市建设推进成效显著。（详见图 2－3）

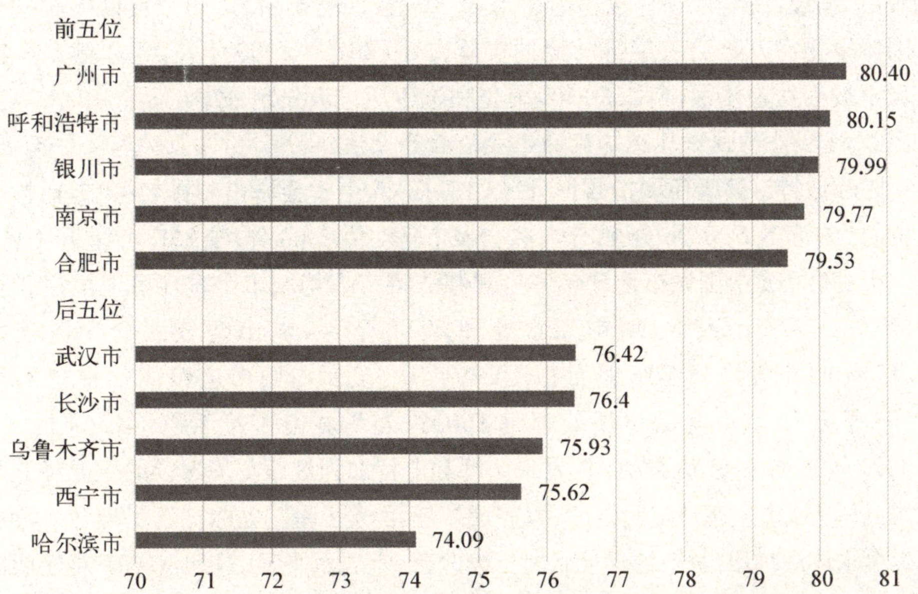

图 2－3　2018 年 26 个省会城市健康环境指数前后五位得分及排序

（二）省会城市健康环境指数综合分析

1. 广州健康环境建设的主要经验和做法

广州市健康环境指数得分80.40，在26个省会城市中排名第一，比排名末位的哈尔滨市高6.31分，高于各省会城市平均值2.28分，较2017年上升4名。

根据《2018中国城市统计年鉴》，广州人均城市市容环境卫生建设投资额284.82万元/万人，城市污水处理率95.00%，城市建成区绿化覆盖率42.50%，城市人均公园绿地面积22.7平方米，人均城市道路清扫保洁面积24.90平方米，城市生活垃圾处理率100%，人均城市道路面积11.0平方米，PM2.5年平均浓度35微克/立方米。主要指标在省会城市都位居前列。其主要经验和做法：一是重视城市健康环境的投入，根据《城市市容和环境卫生管理条例》《广州市市容环境卫生管理规定》等有关法规规定，加强市容环境卫生责任区管理工作，制定《广州市环卫作业质量标准和管理规范》，打造"干净、整洁、平安、有序"城市环境秩序，使广州环境保洁迈上了新台阶；二是实施《广州市城镇污水处理提质增效三年行动方案（2019—2021年）》，力争到2019年底，全市污水处理能力达到687万吨/日，城市污水处理厂进水生化需氧量（BOD）平均浓度达到105毫克/升，进水氨氮年均浓度达到21.7毫克/升；三是深入推进"全国绿化模范城市"建设，使全市森林覆盖率达到42.03%；四是出台《广州市贯彻落实广东省固体废物污染防治三年行动计划实施方案（2018—2020年）》，建立健全生活垃圾全过程处置体系，到2020年，率先实施生活垃圾强制分类。

2. 呼和浩特健康环境建设的主要经验和做法

呼和浩特市健康环境指数得分80.15，在26个省会城市中排名第二，比排名末位的哈尔滨市高6.06分，高于各省会城市平均值2.03分，较2017年上升4名。

根据《2018中国城市统计年鉴》，呼和浩特市人均城市市容环境卫生建设投资额23.05万元/万人，城市污水处理率95.22%，城市建成区绿化覆盖率39.87%，城市人均公园绿地面积19.4平方米，人均城市道路清扫保洁面积20.56平方米，城市生活垃圾处理率100%，人均城市道路面积14.4平方米，PM2.5年平均浓度43微克/立方米。呼和浩特加强健康环境建设的主要经验和做法：一是城市生态环境明显改善，完成4座污水处理厂提标扩建工程和4段城市黑臭水体治理；二是资源环境状况持续改善，宜居水平显著提升，2017年建成区面积拓展到328.36平方千米，加大力度改扩建公园、广场；三是园林绿地结构和功能进一步优化完善，人均公园绿地面积指标稳步提高，打造整洁优美人居环境。

3. 银川市健康环境建设的主要经验和做法

银川市健康环境指数得分 79.99，在 26 个省会城市中排名第三，比排名末位的哈尔滨市高 5.9 分，高于各省会城市平均值 1.87 分，较 2017 年下降 1 名。

根据《2018 中国城市统计年鉴》，银川市各项评价指标为：人均城市市容环境卫生建设投资额 13.12 万元/万人，城市污水处理率 95.38%，城市建成区绿化覆盖率 42.00%，城市人均公园绿地面积 16.7 平方米，人均城市道路清扫保洁面积 22.49 平方米，城市生活垃圾处理率 100%，人均城市道路面积 14.2 平方米，PM2.5 年平均浓度 48 微克/立方米。银川市之所以取得较好成绩，主要原因在于：一是以绿色引领，生态立市，将"绿水青山就是金山银山"的理念融入城市建设，全力推进"绿色、高端、和谐、宜居"的城市建设理念，生态建设形成绿化总量稳定增长；二是先后投资 6 亿多元对银川市 5 家污水处理厂升级改造，现已建成运行 8 座污水处理厂，污水处理能力 60 万吨/日，实现一级 A 排放标准；三是进一步提升城市精细化管理水平，实施《银川市城市道路环卫"以克论净"深度洁净实施方案》，建设全国首批生活垃圾分类示范城市，做好大气污染预防工作，打造"绿色、高端、和谐、宜居"城市，成为塞北的美丽名城。

4. 南京健康环境建设的主要经验和做法

南京市健康环境指数得分 79.77 分，在 26 个省会城市中排名第四，比排名末位的哈尔滨市高 5.68 分，高于各省会城市平均值 1.65 分，保持 2017 年排名。

根据《2018 中国城市统计年鉴》，南京人均城市市容环境卫生建设投资额 89.25 万元/万人，城市污水处理率 96.26%，城市建成区绿化覆盖率 44.90%，城市人均公园绿地面积 15.6 平方米，人均城市道路清扫保洁面积 12.74 平方米，城市生活垃圾处理率 100%，人均城市道路面积 23.80 平方米，PM2.5 年平均浓度 40 微克/立方米。其中，人均投入、绿化率都比较高，但 PM2.5 浓度表现明显弱于其他省会城市。南京在城市健康环境建设上多措并举，成效明显。其主要做法：一是坚持"共抓大保护，不搞大开发"，扎实做好长江南京段生态环境保护各项工作，推进非法码头整治"回头看"工作；二是全面实施大气污染防治行动计划，持续开展 VOCs 综合治理，集中整治工业废气、扬尘、老旧机动车、秸秆焚烧等主要污染源，狠抓减煤、减化、减铸造，严格控制燃煤耗煤项目；三是做好城市污水处理，南京 5 家正式运营的污水处理厂污水处理能力达 136.5 万吨/日，污水处理率持续提升。

5. 合肥健康环境建设的主要经验和做法

合肥市健康环境指数得分79.53，在26个省会城市中排名第五，比排名末位的哈尔滨市高5.44分，高于各省会城市平均值1.41分，较2017年下降4名。

根据《2018中国城市统计年鉴》，合肥人均城市市容环境卫生建设投资额37.61万元/万人，城市污水处理率99.72%，城市建成区绿化覆盖率43.07%，城市人均公园绿地面积14.0平方米，人均城市道路清扫保洁面积8.85平方米，城市生活垃圾处理率100%，人均城市道路面积18.0平方米，PM2.5年平均浓度56微克/立方米。合肥城市环境建设措施得力，也取得了良好效果：一是加强水生态保护，新建、扩建一批城市污水处理厂，主城区城市污水集中处理率大幅提高，实现了生态、社会、经济效益“三赢”局面；二是深入推进林业增绿增效、城镇园林提质提品、城市道路增绿添彩、园林环境整治出新等行动，城乡绿化品质实现跨越提升；三是加强生态环境整治，生活垃圾无害化处理总体水平进一步提升，2018年合肥空气质量达到优的天数为51天，良好214天，优良率为74%。

6. 健康环境建设存在的问题和不足

健康环境指数排名末五位的城市为武汉市、长沙市、乌鲁木齐市、西宁市、哈尔滨市，其得分均低于各省会城市平均值78.12分，主要存在一些短板弱项，需要进一步改进提高。具体分析如下：

(1) 武汉

武汉市健康环境指数得分76.42，在26个省会城市中排名倒数第五位，比排名第一位的广州市低3.98分，低于各省会城市平均值1.7分，较2017年下降11名。

根据《2018中国城市统计年鉴》，武汉市人均城市市容环境卫生建设投资额204.04万元/万人，城市污水处理率95.94%，城市建成区绿化覆盖率34.47%，城市人均公园绿地面积9.6平方米，人均城市道路清扫保洁面积16.22平方米，城市生活垃圾处理率100%，人均城市道路面积11.9平方米，PM2.5年平均浓度52微克/立方米。武汉作为中部地区的中心城市，在健康城市建设方面与其他省会城市仍存在不小的距离，需要针对短板，进一步聚焦发力。

(2) 长沙

长沙市健康环境指数得分76.4，在26个省会城市中排名倒数第四位，比排名第一位的广州市低4分，低于各省会城市平均值1.72分，较2017年下降2名。

根据《2018中国城市统计年鉴》，其构成指标：人均城市市容环境卫生建设投资额164.46万元/万人，城市污水处理率98.14%，城市建成区绿化覆盖率

43.2%,城市人均公园绿地面积7.6平方米,人均城市道路清扫保洁面积9.76平方米,城市生活垃圾处理率100%,人均城市道路面积9.1平方米,PM2.5年平均浓度52微克/立方米。在这些指标中,有四个指标数据都较低,长沙市的对外形象受到一定影响。

(3)乌鲁木齐

乌鲁木齐市健康环境指数得分75.93,在26个省会城市中排名倒数第三位,比排名第一位的广州市低4.47分,低于各省会城市平均值2.19分,较2017年下降2名。

根据《2018中国城市统计年鉴》,其健康环境指标构成为:人均城市市容环境卫生建设投资额57.58万元/万人,城市污水处理率89.99%,城市建成区绿化覆盖率41.80%,城市人均公园绿地面积12.2平方米,人均城市道路清扫保洁面积15.10平方米,城市生活垃圾处理率93.74%,人均城市道路面积10.5平方米,PM2.5年平均浓度70微克/立方米。乌鲁木齐这八项指标都比较低,需要进一步采取措施,补齐短板弱项。

(4)西宁

西宁市健康环境指数得分75.62,在26个省会城市中排名倒数第二位,比排名第一位的广州市低4.78分,低于各省会城市平均值2.50分,较2017年上升1名。

根据《2018中国城市统计年鉴》,其健康环境构成指标依次为:人均城市市容环境卫生建设投资额39.30万元/万人,城市污水处理率75.67%,城市建成区绿化覆盖率41%,城市人均公园绿地面积12.3平方米,人均城市道路清扫保洁面积7.79平方米,城市生活垃圾处理率95.42%,人均城市道路面积9.8平方米,PM2.5年平均浓度34微克/立方米。西宁市在城市污水处理率、人均城市道路清扫保洁面积、人均城市道路面积等方面指标与各省会城市相比明显落后,亟须采取针对性措施加以改善。

(5)哈尔滨

哈尔滨市健康环境指数得分74.09,在26个省会城市中排名倒数第一位,比排名第一位的广州市低6.31分,低于各省会城市平均值4.03分,较2017年下降1名。

根据《2018中国城市统计年鉴》,哈尔滨城市市容环境卫生建设投资额7.30万元/万人,城市污水处理率94.16%,城市建成区绿化覆盖率33.74%,城市人均公园绿地面积9.0平方米,人均城市道路清扫保洁面积9.85平方米,城市生活垃圾处理率91.35%,人均城市道路面积13.4平方米,PM2.5年平均浓度58微克/立方米。哈尔滨的人均投资额、人均绿地、建成区绿化覆盖率、污水和垃圾处理率等多项数值相比较其他省会城市都偏低，尤其需要针对短板，加速整治，迎头赶上，保持人们对“美丽的太阳岛”哈尔滨的美好印象。

四、26个省会城市健康保障指数得分和比较分析

（一）省会城市健康保障指数得分及排序

2018年省会城市健康保障指数得分最高为87.69，最低分为60.42，最大差距分为27.27，各地平均值（标准值为100）为69.97分。（详见表2-4）

表2-4　2018年26个省会城市健康保障指数得分及排序

排　名	省会城市	健康保障指数得分	健康保障指数百分制得分
1	杭州市	16.695 054 02	87.69
2	广州市	16.252 839 30	86.52
3	南京市	13.367 488 34	78.47
4	长沙市	13.107 826 16	77.70
5	成都市	12.642 955 30	76.31
6	郑州市	11.898 960 37	74.03
7	福州市	11.417 709 04	72.52
8	乌鲁木齐市	11.301 473 52	72.15
9	武汉市	11.216 427 77	71.88
10	济南市	11.153 614 72	71.67
11	银川市	11.004 448 36	71.19
12	合肥市	10.939 746 42	70.98
13	沈阳市	10.143 409 66	68.35
14	贵阳市	10.125 417 94	68.29
15	昆明市	9.910 764 940	67.56
16	呼和浩特市	9.874 546 459	67.44
17	太原市	9.636 590 183	66.62
18	西安市	9.528 178 802	66.25
19	南昌市	9.361 265 407	65.66

续 表

排 名	省会城市	健康保障指数得分	健康保障指数百分制得分
20	兰州市	9.080 069 667	64.67
21	西宁市	8.705 727 757	63.32
22	长春市	8.565 784 015	62.81
23	哈尔滨市	8.495 187 672	62.55
24	海口市	8.391 844 202	62.17
25	石家庄市	8.325 014 637	61.92
26	南宁市	7.925 417 332	60.42
	各地平均值	10.733 375 46	69.97
	百分标准值	21.711 356 46	100

省会城市健康保障指数得分排在前五位的依次为：杭州市 87.69 分，第一名；广州市 86.52 分，第二名；南京市 78.47 分，第三名；长沙市 77.70 分，第四名；成都市 76.31 分，第五名。排在末五位的是：长春市 62.81 分，第 22 名；哈尔滨市 62.55 分，第 23 名；海口市 62.17 分，第 24 名；石家庄市 61.92 分，第 25 名；南宁市 60.42 分，第 26 名。第一名杭州市与最后一名南宁市市相差 27.27 分。（详见图 2－4）

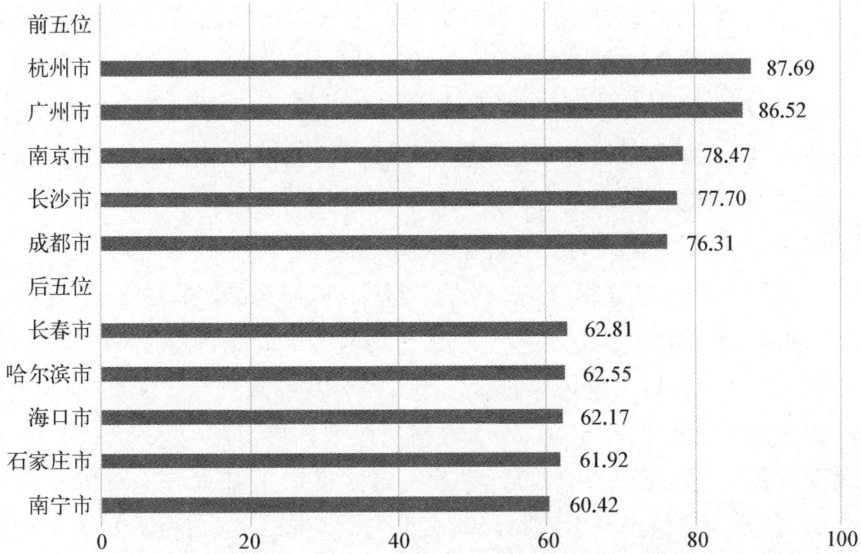

图 2－4 2018 年 26 个省会城市健康保障指数前后五位得分及排序

（二）省会城市健康保障指数综合分析

1. 杭州健康保障建设的主要经验和做法

杭州市健康保障指数得分87.69，在26个省会城市中排名第一，高于各省会城市平均值17.72分，保持2017年的首位。

根据《2018中国城市统计年鉴》，杭州市人均公共财政预算支出20 436.55元，城镇居民人均可支配收入56 276元，农村居民人均可支配收入30 397元，城镇单位就业人员平均工资96 670元，每万人口城镇职工基本养老保险参保人数8 333人，每万人口城镇基本医疗保险参保人数7 699人，每万人口失业保险参保人数5 517人。在上述多项指标中，杭州都位居各省会城市前列。杭州市健康保障指数居首的深层次原因在于杭州经济社会发展较快，注重保基本兜底线，采取各项有效措施，着力提升民生保障质量。其主要经验：

一是提高最低工资标准，加强实施力度。杭州市最低工资标准位居全国前列，对提高低收入劳动者的工资水平，推动建立职工工资正常增长机制起到了重要作用，并加大最低工资标准制度的执行力度，确保最低工资制度得到全面落实。

二是加大创业担保贷款支持力度。提高创业担保贷款额度，符合创业担保贷款申请条件的劳动者，可申请本金额度最高不超过50万元的贴息创业担保贷款。

三是保障劳动者公平就业权利。加强人力资源市场监管，开展专项整治活动，推动人力资源服务业规范发展。

四是将城乡统筹三区医保管理服务体系融入杭州。推行全民医保制度，在多个方面实现"打通"。2018年1月起，萧山、余杭、富阳三区的基本医疗保险管理服务体系融入杭州市区，实现医疗保障一体化运行管理。

2. 广州健康保障建设的主要经验和做法

广州市健康保障指数得分86.52，在26个省会城市中排名第二，比排名末位的南宁市高26.10分，高于各省会城市平均值16.55分，保持2017年排名。

根据《2018中国城市统计年鉴》，广州人均公共财政预算支出24 343.13元，城镇居民人均可支配收入55 401元，农村居民人均可支配收入23 484元，城镇单位就业人员平均工资98 612元，每万人口城镇职工基本养老保险参保人数13 324人，每万人口城镇基本医疗保险参保人数7 620人，每万人口失业保险参保人数6 022人。广州市健康保障指数居前，其主要经验和做法：

一是全面、准确、动态管理精准扶贫精准脱贫工作。通过创新帮扶举措，精准施策，培育发展产业项目，着力建立健全持续稳定脱贫长效机制。

二是加强创业孵化基地等平台建设。对面向乡村创业人员的创业孵化基地，按每个基地10万元标准由就业补助资金给予一次性补助。以穗港澳青年为重点对象，向创业者安排专项资金用于基地建设。

三是实现“一站式”结算，提高医保服务效率。全面实现基本医保、大病医保、医疗救助“一站式”直接结算，确保参保人方便、及时享受各项医保待遇，切实减轻资金垫付压力。

3. 南京健康保障建设的主要经验和做法

南京市健康保障指数得分78.47，在26个省会城市中排名第三，比排名末位的南宁市高18.05分，高于各省会城市平均值8.50分，保持2017年排名。

根据《2018中国城市统计年鉴》，南京健康保障构成指标数据为：人均公共财政预算支出19 883.81元，城镇居民人均可支配收入54 538元，农村居民人均可支配收入23 133元，城镇单位就业人员平均工资101 502元，每万人口城镇职工基本养老保险参保人数4 539人，每万人口城镇基本医疗保险参保人数4 542人，每万人口失业保险参保人数3 933人。南京市提升社会健康保障水平的主要经验：

一是提高职工收入水平。加大企业工资分配宏观调控力度，进一步缩小收入分配差距。深化机关事业单位收入分配制度改革，完善机关事业单位工资正常增长机制，落实地区附加津贴制度。

二是加强就业扶持力度。以高校毕业生就业为重点，围绕实施“宁聚计划”，推进大学生在宁就业创业。强化职业技能培训，重点对有就业意愿和培训需求的大学生、新生代农民工、农村转移劳动力等群体开展职业技能培训。

三是建立完善城乡居民医疗保险制度，在全市域范围内实现城乡一体化，城镇职工、城市居民和原新农合大病保险制度顺利整合。

4. 长沙健康保障建设的主要经验和做法

长沙市健康保障指数得分77.70，在26个省会城市中排名第四，比排名末位的南宁市高17.28分，高于各省会城市平均值7.73分，保持2017年排名。

根据《2018中国城市统计年鉴》，长沙市人均公共财政预算支出16 679.89元，城镇居民人均可支配收入46 948元，农村居民人均可支配收入27 360元，城镇单位就业人员平均工资85 187元，每万人口城镇职工基本养老保险参保人数

3 189 人，每万人口城镇基本医疗保险参保人数 2 949 人，每万人口失业保险参保人数 2 016 人。长沙健康保障指数得分居前，其主要经验和做法：

一是坚持居民收入增长和经济增长同步，持续增加城乡居民收入。完善最低工资增长机制，努力增加低收入者收入，扩大中等收入者比重，稳步增加农民收入。

二是大力促进就业创业。实施更加积极的就业政策，实现高质量就业。落实高校毕业生就业促进和创业引领计划，带动青年就业创业。实施新生代农民工职业技能提升计划，对贫困家庭子女、未升学初高中毕业生、农民工、失业人员和转岗职工、退役军人提供免费职业培训。

三是提高社会保障水平。扩大社会保险覆盖面，继续推进新型农村养老保险试点，实现农村"五保"对象住院医疗费用全额减免，规划建设区县(市)社会福利中心，实施新一轮农村敬老院改扩建。

5. 成都健康保障建设的主要经验和做法

成都市健康保障指数得分 76.31，在 26 个省会城市中排名第五，比排名末位的南宁市高 15.89 分，高于各省会城市平均值 6.34 分，较 2017 年排名上升 2 位。

根据《2018 中国城市统计年鉴》，成都市人均公共财政预算支出 12 241.55 元，城镇居民人均可支配收入 38 918 元，农村居民人均可支配收入 20 298 元，城镇单位就业人员平均工资 79 292 元，每万人口城镇职工基本养老保险参保人数 5 015 人，每万人口城镇基本医疗保险参保人数 5 184 人，每万人口失业保险参保人数 2 905 人。成都市健康保障指数位居前五位，其主要经验和做法：

一是加强企业工资分配指导调控，完善企业职工工资支付保障机制和工资正常增长机制。巩固义务教育学校、公共卫生与基层医疗卫生事业单位实施绩效工资工作成效，逐步深化其他事业单位实施绩效工资工作。

二是支持创业载体建设。鼓励、吸引和支持各类投资主体建设市级科技创业苗圃、科技企业孵化器、科技企业加速器、双创载体聚集区，对符合规定的，分级分类给予 30 万—500 万元经费资助。

三是保障民生，兜住底线，促进公平。不断完善社会保障和救助体系，把公共资源配置更多地向薄弱地区倾斜，着重解决好群众关心的医疗、健康等事业，促进城乡公共产品和基本公共服务均等化，扩大城乡社会保险覆盖面。

6. 健康保障存在的问题和不足

长春、哈尔滨、海口、石家庄、南宁五个城市排名后五位，与平均值 69.97 相比较，数值也偏低。之所以排名后列，与其构成指标存在一些较大弱项有关。

(1) 长春

长春市健康保障指数得分 62.81,在 26 个省会城市中排名倒数第五,比排名第一位的杭州市低 24.88 分,低于各地平均值 7.16 分,较 2017 年上升 1 位。

根据《2018 中国城市统计年鉴》,长春人均公共财政预算支出 11 692.03 元,城镇居民人均可支配收入 29 044 元,农村居民人均可支配收入 13 431 元,城镇单位就业人员平均工资 73 469 元,每万人口城镇职工基本养老保险参保人数 2 907 人,每万人口城镇基本医疗保险参保人数 2 156 人,每万人口失业保险参保人数 1 295 人。其中,有五项指标数值偏低,与长春的经济基础和总体经济实力有关,应通过创新发展,率先在长春实现东北振兴。

(2) 哈尔滨

哈尔滨市健康保障指数得分 62.55,在 26 个省会城市中排名倒数第四,比排名第一位的杭州市低 25.14 分,低于各省会城市平均值 7.42 分,较 2017 年下降 3 位。

根据《2018 中国城市统计年鉴》,哈尔滨市人均公共财政预算支出 10 036.31 元,城镇居民人均可支配收入 35 546 元,农村居民人均可支配收入 15 557 元,城镇单位就业人员平均工资 67 542 元,每万人口城镇职工基本养老保险参保人数 2 555 人,每万人口城镇基本医疗保险参保人数 2 357 人,每万人口失业保险参保人数 1 019 人。其中有六项指标为弱项,这与哈尔滨的经济基础薄弱和经济发展不快有关,需要加大落实中央对东北振兴的政策,采取有力举措,做好产业转型和产业升级,以加快哈尔滨的经济发展。

(3) 海口

海口市健康保障指数得分 62.17,在 26 个省会城市中排名倒数第三,比排名第一位的杭州市低 25.52 分,低于各省会城市平均值 7.80 分,较 2017 年下降 2 位。

根据《2018 中国城市统计年鉴》,海口市人均公共财政预算支出 11 597.56 元,城镇居民人均可支配收入 33 320 元,农村居民人均可支配收入 12 679 元,城镇单位就业人员平均工资 68 037 元,每万人口城镇职工基本养老保险参保人数 3 696 人,每万人口城镇基本医疗保险参保人数 2 546 人,每万人口失业保险参保人数 2 703 人。其中有五项指标数值偏低,与海口整体经济实力不强有关,需要通过创新发展,充分利用海南全岛“自由港”的优势,加快经济发展,解决发展不平衡不充分的问题,提高人民的生活水平。

(4) 石家庄

石家庄市健康保障指数得分 61.92,在 26 个省会城市中排名倒数第二,比排名第一位的杭州市低 25.77 分,低于各省会城市平均值 8.05 分,较 2017 年下降 8 位。

根据《2018 中国城市统计年鉴》,石家庄市人均公共财政预算支出 8 291.14 元,城镇居民人均可支配收入 32 929 元,农村居民人均可支配收入 13 345 元,城镇单位就业人员平均工资 67 880 元,每万人口城镇职工基本养老保险参保人数 2 362 人,每万人口城镇基本医疗保险参保人数 1 486 人,每万人口失业保险参保人数 947 人。其中有六项指标数值均偏低,说明石家庄的财力支出有限,这与城市整体经济实力有关,应通过实施京津冀一体化战略,以雄安新区建设为引领,加快石家庄的经济发展,使百姓的生活得到提高。

(5) 南宁

南宁市健康保障指数得分 60.42,在 26 个省会城市中排名倒数一,比排名第一位的杭州市低 27.27 分,低于各省会城市平均值 9.55 分,较 2017 年下降 1 位。

根据《2018 中国城市统计年鉴》,南宁市人均公共财政预算支出 8 538.58 元,城镇居民人均可支配收入 33 217 元,农村居民人均可支配收入 12 515 元,城镇单位就业人员平均工资 75 481 元,每万人口城镇职工基本养老保险参保人数 1 761 人,每万人口城镇基本医疗保险参保人数 1 307 人,每万人口失业保险参保人数 723 人。其中六项指标数值均偏低,这与南宁市经济基础薄弱有关,应充分利用中央对少数民族地区的各项优惠政策和中国—东盟自由贸易区对南宁的辐射效应,加快南宁的经济和社会发展,使人民的生活日益得到改善。

第三章　计划单列市健康城市指数

1978年，党的十一届三中全会作出重要的历史决定，从此中国走上了改革开放的道路，率先在广东深圳建立了第一个特区（蛇口出口加工区）。随后又在沿海城市珠海、大连、青岛、连云港、宁波、厦门陆续建立了特区，迄今为止全国有15个副省级城市。其中，深圳、宁波、厦门、大连、青岛都是由经济特区升格为副省级城市，为便于与2016年、2017年健康城市建设进行比较分析，这5个副省级城市统一称为计划单列市。

本章5个计划单列市都是改革开放后由经济特区升格为计划单列市，作为中国改革开放的先行区和示范区，也是向世界展示中国进入新时代的标志性城市，其样本在我国15个副省级城市中，人口结构、文化城市、经济实力、社会事业、科技创新、文化创意和市政建设都具有代表性。为此，我们在研究和分析中更是要把这5个计划单列市作为重点，从健康城市建设角度进行全方位分析，为国家有关部门提供可靠的决策参考。

5个计划单列市健康城市指数设置了3个评价维度、22个评价指标。这3个评价维度及其评价指标包括：在健康服务维度设有4个指标，分别是“每万人口医院数”“每万人口医院床位数”“每万人口医院执业（助理）医生数”“每万人口医院注册护士数”；在健康环境维度设有8个指标，分别是“人均城市市容环境卫生建设投资额”“城市污水处理率”“城市建成区绿化覆盖率”“城市人均公园绿地面积”“人均城市道路清扫保洁面积”“城市生活垃圾处理率”“人均城市道路面积（市辖区）”“细颗粒物（PM2.5）年平均浓度”；在健康保障维度设有10个指标，分别是“人均公共财政预算支出中医疗卫生支出”“人均公共财政预算支出”“医疗卫生支出占财政支出的比重”“城镇居民人均可支配收入”“农村居民人均可支配收入”“城镇登记失业率”“城镇单位就业人员平均工资”“每万人口城镇职工基本养老保险参保人数”“每万人口城镇基本医疗保险参保人数”“每万人口失业保险参保人数”。

通过主成分分析建模的计算和对 3 个评价维度、22 个评价指标的综合评价，就可以得出 2018 年 5 个计划单列市健康综合指数得分。

一、5 个计划单列市健康城市综合指数得分和综合分析

（一）计划单列市健康城市综合指数得分及排序

2018 年中国 5 个计划单列市健康城市综合指数得分和排名的情况是：深圳排在第一位，83.92 分，依次为宁波 76.94 分、厦门 75.85 分、青岛 74.32 分、大连 70.81 分。其中最大差距 13.11 分，各地平均值（标准值为 100）为 76.37 分。（详见表 3－1 和图 3－1）

表 3－1　2018 年 5 个计划单列市健康城市综合指数得分及排序

排　名	计划单列市	健康城市综合指数得分	健康城市综合指数百分制得分
1	深圳市	27.610 583 57	83.92
2	宁波市	23.207 223 36	76.94
3	厦门市	22.558 636 48	75.85
4	青岛市	21.656 633 90	74.32
5	大连市	19.661 003 21	70.81
	各地平均值	22.938 816 10	76.37
	百分标准值	39.207 594 86	100

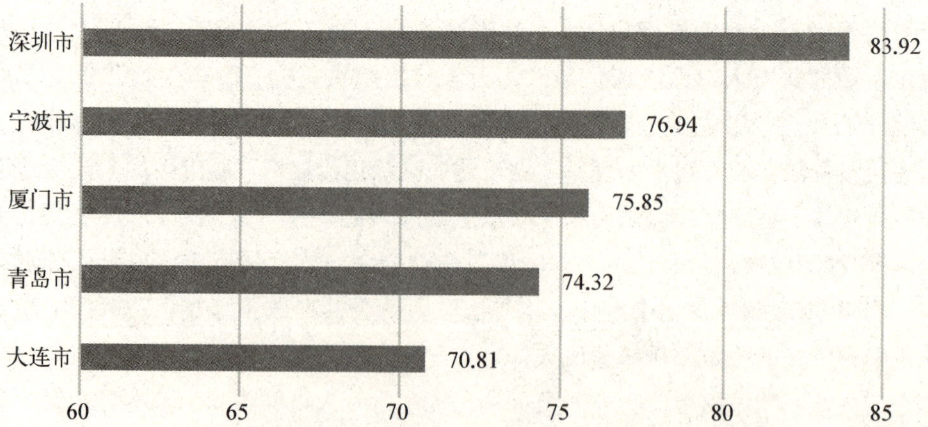

图 3－1　2018 年 5 个计划单列市健康城市综合指数得分及排序

（二）计划单列市健康城市综合指数综合分析

表 3-2　2017 年 5 个计划单列市健康城市综合指数得分及排序

排　名	计划单列市	健康城市综合指数得分	健康城市综合指数百分制得分
1	深圳市	16.430 357 61	82.09
2	宁波市	14.370 070 18	76.77
3	青岛市	11.017 061 63	67.22
4	大连市	10.645 460 71	66.07
5	厦门市	9.702 984 899	63.08
	各地平均值	12.433 187 01	71.05
	百分标准值	24.383 726 08	100

1. 宁波加强健康城市建设的主要经验和做法

从健康城市综合指数得分情况来看，与 2017 年相比，深圳和宁波连续两年排名计划单列市不变，深圳和宁波继续保持排名第一和第二。同时，第一位的深圳得分比 2017 年上升 1.83 个百分点，第二位的宁波得分比 2017 年上升 0.17 个百分点。

宁波作为国家沿海开放的重点城市，在健康城市建设中制定了《健康宁波 2030 行动纲要》，提出要在 2020 年率先建成全国健康城市试点示范城市，争创全国卫生城市“五连冠”。为了实现这一目标，宁波在健康城市建设中主要采取的举措有：

一是开展健康城市建设试点，确定海曙区月湖街道、镇海区招宝山街道、鄞州区首南街道、江东区东柳街道为健康街道建设试点单位，余姚市泗门镇、鄞州区鄞江镇为健康镇建设试点单位，三生日用品有限公司、大发化纤有限公司为健康企业建设试点单位，率先取得健康城市细胞工程建设经验，为宁波市全面启动健康城市建设打下基础。

二是进一步完善卫生服务体系，继续做好保基本、强基层的工作。维护公共医疗卫生的公益性、公平性、普惠性。重点人群家庭医生签约人数 108 万人。公共场所母婴设施配置率达到 86.7%，区县（市）新生儿抢救中心、儿童危急重症救治中心全面设立，市第一医院异地建设、李惠利医院改扩建等项目开工。要进一步推进医药卫生体制改革，探索建立现代医院管理制度，拓宽社会资本投资医疗服务业的渠道，加快发展健康服务业，优化生育全程基本医疗保健服务，让人民群众有更多的获得感。

三是进一步提高医疗卫生服务水平，加大高层次人才的引进培养力度，让更多名医名家扎根宁波、服务宁波。组建一批县域医共体，完善分级诊疗体系，扩大智慧医疗平台应用。建设国家慢性病综合防控示范市，健全社会心理健康服务体系。启动实施医学高峰计划，加强医疗卫生品牌学科建设。加快中医中药传承创新，推进市第二医院和中国科学院大学合作项目等建设。

宁波市先后获得中国特色魅力城市、中国最具幸福感城市、中国双拥模范城“六连冠”、中国文明城市“三连冠”、全国城市医疗联合体建设试点城市等荣誉。2018年，宁波市还被评为“健康中国年度标志城市”。

2. 大连加强健康城市建设的主要经验和做法

2016年11月大连市被列入38个国家健康城市建设首批试点城市，其在健康城市建设方面的主要经验和做法：

一是制定规划，稳步推进。2017年7月，大连市委市政府下发了《“健康大连2030”行动纲要》，强化政府主体责任，落实各部门工作职责。将健康融入城市规划、建设、管理的全过程，持续改进自然环境、社会环境和健康服务，以保障和促进人的健康为宗旨，将健康融入所有政策。

二是结合大连实际，将健康环境、健康社会、健康服务、健康文化和健康人群“五大健康”，通过《大连市“健康细胞”建设行动实施方案》，开展“健康细胞”建设行动，进一步夯实健康大连建设的微观基础，提高市民健康素养水平。到2020年，全市要建成200个健康示范社区、200个健康示范村屯、500个健康示范单位和2 000个健康示范家庭。

三是开展健康运动场所建设行动。依托大连市“城在山中，山在城中”的城市地貌，因地制宜规划建设城市山体绿道。将现有300千米健身步道改造为智能化健身步道，形成覆盖城乡居民的公共体育健身设施网络，提高市民体育健身便捷化水平。到2020年，建成城市社区“15分钟健身圈”，全市人均体育场地面积达到3平方米以上。

四是开展中医“治未病”服务行动。将中医药优势与健康管理结合，以慢性病管理为重点，以“治未病”理念为核心，探索融健康文化、健康管理、健康保险为一体的中医健康保障模式。在市中医医院设立中医“治未病”中心，在县区中医医院设立若干个中医“治未病”分中心，实现“治未病”服务的全覆盖。

大连市通过国家健康城市试点，城市生态环境和健康卫生状况又上了新台阶，连续两年进入中国特色魅力城市200强和世界特色魅力城市200强，2019年8月入选全国城市医疗联合体建设试点城市。世界著名达沃斯夏季论坛连续多年在大连举办，大连的优美环境和整洁的卫生面貌，给海内外人士留下深刻印象。托马斯·弗里德曼在《世界是平的》中写道："大连给人留下了深刻的印象，这里有宽阔的林荫大道、美丽的绿化带、众多的科研院校和广阔的软件园区，这里毫不逊色于硅谷。"

二、5个计划单列市健康服务指数得分和比较分析

（一）计划单列市健康服务指数得分及排序

2018 年 5 个计划单列市健康服务得分排名如下：青岛 87.75 分、宁波 74.67 分、深圳 68.52 分、大连 68.08 分、厦门 61.81 分。第一名青岛与最后一名厦门相差 25.94 分。（详见表 3－3 和图 3－2）

表 3－3　2018 年 5 个计划单列市健康服务指数得分及排序

排　名	计划单列市	健康服务指数得分	健康服务指数百分制得分
1	青岛市	10.095 019 73	87.75
2	宁波市	7.308 645 070	74.67
3	深圳市	6.155 473 421	68.52
4	大连市	6.076 659 074	68.08
5	厦门市	5.008 127 999	61.81
	各地平均值	6.928 785 059	72.17
	百分标准值	13.108 893 28	100

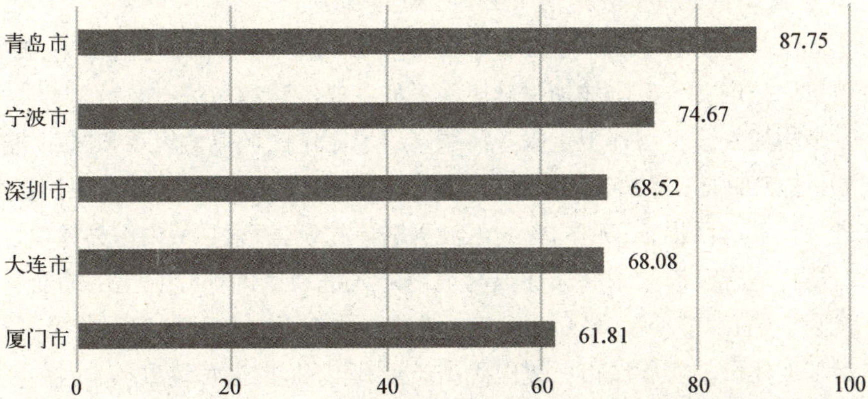

图 3－2　2018 年 5 个计划单列市健康服务指数得分及排序

（二）计划单列市健康服务指数综合分析

1. 青岛加强健康服务建设的主要经验和做法

与2017年相比，2018年青岛的健康服务指数排名第一，得分为87.75，比排名末位的厦门高出25.94分。在健康服务的四个指标中，青岛市都在前两位，发展均衡，没有短板。

青岛加强健康服务的主要经验和做法：

一是优化医疗卫生资源配置，持续推进医药卫生体制综合改革。加大财力投入，市立医院东院二期、青大附院东院二期建成使用。增设18个院前急救站，新建20个院前急救站，有效缓解了城乡居民看病难的矛盾。

二是深化医药卫生体制改革，构建优质高效医疗卫生服务体系。实施全民补充医疗保险制度，扩大医疗保险异地联网结算定点机构范围，长期护理保险制度惠及1.8万名失能失智人员。将14种高值特效药品纳入补充医保目录，实施医疗救助8.19万人，发放救助金2.7亿元，卫生医疗条件明显改善。

三是加快基层卫生机构标准化建设，卫生服务体系日臻完善。做实家庭医生签约服务。推进各重点医疗项目建设，实施振兴国医行动，建设40个精品国医馆。深化“互联网＋医疗健康”，开展就医诊疗、结算支付、远程医疗等十大便民惠民服务。

四是加大卫生人才的培养。2018年，全市共拥有卫生技术人员8.4万人，是1949年的31.5倍；其中医生3.5万人，是1949年的27.2倍。目前，青岛市每千人口拥有医生数已由1949年的0.32人提高到4.23人。

2. 宁波加强健康服务建设的主要经验和做法

在2016年度全国35个主要城市医疗服务调查中，宁波的公立医院服务满意度曾位居全国首位。宁波加强健康服务的主要经验和做法：

一是构建整合型医疗卫生服务体系。科学制定区域卫生规划和医疗机构设置规划，重点加强儿童、妇产、精神、传染病、老年护理、康复等短缺资源配置。纵深推进“双下沉、两提升”工作，深化区域医联体建设，探索县域内医共体建设。

二是打造省级医学中心。加强与境内外先进地区的医疗卫生战略合作，筹建宁波医学中心，带动提升区域医、教、研的整体水平。加强国家药物及器械临床试验基地建设。实施城市三级医院品质提升工程，推进各级重点学科（专科）、区域专病中心、重点实验室、院士工作站等平台建设，打造一批省内领先、国内具有一定知名度、特色鲜明的专科医疗中心，提高疑难危重病诊治水平。

三是实施基层医疗机构能力提升工程，深入推进镇乡卫生院(社区卫生服务中心)星级化、示范化建设。实施改善医疗服务行动计划，不断优化群众就医体验。到2030年，力争建成国家重点临床专科3个、省级医学重点学科(含扶植学科)10个、省级区域专病中心30个以上。

(三) 计划单列市健康服务相关指标分析

1. 每万人口医院数

根据统计数据，“每万人口医院数”5个计划单列市排名是：青岛0.43个、大连0.25个、宁波0.18个、厦门0.12个、深圳0.10个。每万人口医院数排在第一位的青岛比排在最后的深圳多0.33个。(详见表3-4)

表3-4　2018年5个计划单列市每万人口医院数

排　名	计划单列市	每万人口医院数(个)
1	青岛市	0.43
2	大连市	0.25
3	宁波市	0.18
4	厦门市	0.12
5	深圳市	0.10

根据统计数据，在“每万人口医院数”的计划单列市榜单中，青岛居榜首，比排在第二位的大连多0.18个，优势显著。近年来，青岛持续加大健康服务投入。

为缓解看病难、看病贵问题，解决青岛医疗需求的快速增长和健康服务供给发展缓慢之间的矛盾，新医改实施以来，青岛积极推进社会资本作为缓解医疗卫生资源短缺现状、撬动医疗卫生机构竞争格局、提高卫生资源利用效率的措施之一，出台了一系列鼓励、支持、引导社会资本发展医疗卫生事业的政策措施，努力形成投资主体多元化、投资方式多样化的办医格局。

2. 每万人口医疗卫生机构床位数

根据统计数据，在“每万人口医疗卫生机构床位数”的计划单列市榜单中，大连(69.63张)位居5个计划单列市榜首，青岛(56.77张)、宁波(41.61张)紧随其后，厦门(34.32张)、深圳(30.62张)排名靠后。(详见表3-5)

表 3-5　2018 年 5 个计划单列市每万人口医疗卫生机构床位数

排　名	计划单列市	每万人口医疗卫生机构床位数(张)
1	大连市	69.63
2	青岛市	56.77
3	宁波市	41.61
4	厦门市	34.32
5	深圳市	30.62

新中国成立以来,大连医疗卫生事业发展得到了长足的发展。但受自然条件及地理环境的限制,大连“看病难、看病贵”的问题依然存在。近年来,大连市政府在健康城市建设推进中,持续加大健康服务投入,先后组建 9 个城市医疗集团、10 个县域医共体和 10 个专科联盟,社会办医床位占比达到 31.5%。加大新农合保障力度,政府补助标准提高到每人每年 580 元,人均基本公共卫生补助标准提高到 55 元。17 种肿瘤靶向药品纳入医保支付范围,异地联网结算定点医疗机构达到 111 家。推进国家居家和社区养老服务改革试点,高标准建设中山区春海、甘井子区万科等 50 个居家和社区养老服务示范中心。其中甘井子区医疗卫生健康中心已竣工投入使用,将有效缓解西部城区 40 万居民的就医难题。医疗卫生事业发展,医疗惠民力度也在不断加大。截至 2018 年 10 月,大连全区医疗卫生服务体系日益健全,增加床位的数量,基层基础设施条件和诊疗服务环境持续改善,全年总诊疗量 3 664.61 万人次,医疗机构平均床位使用率 79.6%,人均期望寿命 80.89 岁,孕产妇死亡率为 7.87/10 万,婴儿死亡率为 2.49‰。2018 年全市新型农村合作医疗参合农民 188.38 万人,比 2017 年减少 8.45 万人。

3. 每万人口医院执业(助理)医生数

根据数据,“每万人口医院执业医生数”排名依次是:大连 34.10 人、青岛 32.85 人、厦门 30.91 人、宁波 29.58 人、深圳 25.56 人。每万人口医院执业医生数排在第一位的大连比排在最后的宁波多 8.54 人。(详见表 3-6)

表 3-6　2018 年 5 个计划单列市每万人口医院执业医生数

排　名	计划单列市	每万人口医院执业医生数(人)
1	大连市	34.10
2	青岛市	32.85

续 表

排 名	计划单列市	每万人口医院执业医生数(人)
3	厦门市	30.91
4	宁波市	29.58
5	深圳市	25.56

大连“每万人口医院执业医生数”排在5个计划单列市第一。医院执业医生是推进医疗卫生事业改革发展、维护人民健康的重要保障。近年来，大连在卫生人才培养方面，不断加大对卫生人才的引进和培训力度，主要的途径和方法有：一是通过定向培养、公开招录、自主招聘、在职学习、进修培训等方式，多层次、多渠道、全方位整合人力资源，医院专业技术人员数量得到了大幅度上升；二是根据《辽宁省卫生厅直属事业单位深化人事制度改革的意见》，进一步推动卫生人才相关改革，为了加强医疗人才的引进，对留学的医学人员作出规定，留学归国医学人员住房优先考虑；三是对学业有成者在职称评定时破格晋升，有重要科研课题者医院尽最大努力为其创造科研条件，医务人员出国留学不受次数限制，这些措施产生了明显效果，自1980年以来，医院派出的180多位留学人员，有140多位学成归国，回归率为78%。

4. 每万人口医院注册护士数

根据数据，“每万人口医院注册护士数”排名依次是：大连40.40人、青岛36.17人、厦门32.60人、宁波18.38人、深圳16.92人。每万人口医院注册护士数排在第一的大连比排在最后的深圳多23.48人。(详见表3-7)

表3-7 2018年5个计划单列市每万人口医院注册护士数

排 名	计划单列市	每万人口医院注册护士数(人)
1	大连市	40.40
2	青岛市	36.17
3	厦门市	32.60
4	宁波市	18.38
5	深圳市	16.92

大连“每万人口医院注册护士数”排在5个计划单列市第一位。大连市重视

护士队伍建设，通过《大连市“十三五”护理事业发展规划（2018—2020）》的推进和政府的加大投入，目前注册护士已超过2.5万人，占卫生专业技术人员近40%，每千户籍人口注册护士4.3人，远超全国每千人口3名护士的水平。护士规模与大连市人民群众健康服务需求相适应，城乡和区域分布趋于合理，各类人才队伍统筹协调发展。

大连加强护士队伍建设的主要做法：一是加强护士医生和住院医生规模化培训，逐步建立和完善护士医生制度，促进医务人员合理流动，使其在流动中优化配置，充分发挥作用；二是不断提升内涵建设，护士专业素质和专科护理服务能力不断提高，优质护理服务全覆盖，护理工作更加贴近患者、贴近临床、贴近社会，护理服务逐渐延伸至社区和家庭，为群众提供健康指导、老年护理、慢病管理、康复指导等服务，进一步满足了百姓多样化、多层次的健康服务需求；三是加强护理学术研究和交流、继续医学教育、科学研究，仅2018年，大连市举办护理继续医学教育项目累计100余项，其中国家级和省级继续医学教育项目32项。

三、5个计划单列市健康环境指数得分和比较分析

（一）计划单列市健康环境指数得分及排序

2018年5个计划单列市健康环境得分排名如下：青岛82.48分、厦门81.92分、深圳81.69分、宁波81.18分、大连78.71分。排在第一位的青岛与最后一名的大连相差3.77分。（表3-8、图3-3）

表3-8　2018年5个计划单列市健康环境指数得分及排序

排　名	计划单列市	健康环境指数得分	健康环境指数百分制得分
1	青岛市	47.717 824 95	82.48
2	厦门市	47.062 602 72	81.92
3	深圳市	46.797 441 87	81.69
4	宁波市	46.217 471 44	81.18
5	大连市	43.452 965 08	78.71
	各地平均值	46.249 661 21	81.20
	百分标准值	70.135 030 70	100

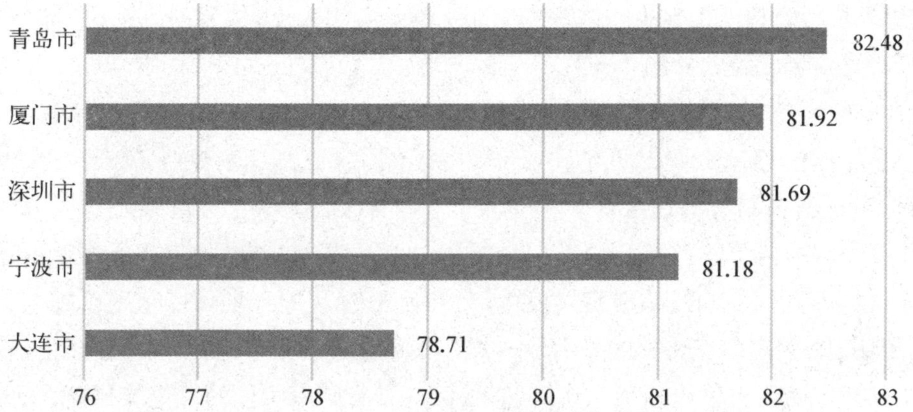

图 3-3　2018 年 5 个计划单列市健康环境指数得分及排序

（二）计划单列市健康环境指数综合分析

1. 青岛加强健康环境的主要经验和做法

从 2018 年 5 个计划单列市健康环境指数综合得分来看，最高得分青岛 82.48 分，最低是大连 78.71 分；5 个计划单列市得分均在 75 分以上。

青岛历史保护建筑多，又毗邻海岸，是著名的旅游胜地。为此，历届政府十分重视城市生态环境建设，在加大城市健康环境的投入方面主要有：

一是对 260 条市区主要道路进行整治，建成“口袋公园”86 处，修建 45 座城市桥梁。为举办 2008 年奥运会，对主要市政设施包括建设青岛奥帆中心在内进行了整治改造及绿化美化提升。

二是进行绿化美化整治，高标准改造建设各种小型绿地、小公园、街心花园等，青岛市已建成普宁路游园等“口袋公园”86 处。

三是 8 个河道整治提升。新增污水处理能力 14 万吨/日。2017 年 10 月开始，青岛市对城区河道开展了环境集中整治，集中行动清扫河道垃圾千余吨，清理河道漂浮物面积达 40 000 平方米，点源治理 300 余处，累计整治长度达 7 280 米，城区河道环境得到了较大改善。

2. 厦门加强健康环境的主要经验和做法

相比 2017 年，排名第二位的厦门综合得分上升了 2.47 分，排名第三位的深圳综合得分下降了 8.75 分，排名第四的大连综合得分上升了 0.52 分。

厦门是我国著名的旅游胜地，鼓浪屿享有世界声誉。厦门市政府历来重视健康环境建设，在健康城市建设中以健康环境为切入点，将厦门打造成“海上花园”。其主要经验和做法：

一是实施“蓝天、碧水、绿色、宁静、洁净”五大环保工程。开展流域综合整治，小流域治理试点取得明显成效，集中式饮用水源达标率保持 100%，在全省率先实行河长制。加速淘汰黄标车及老旧车辆，启动绿色慢行系统建设，2018 年实现公共自行车道全岛全覆盖。二是推进美丽乡村战略，加强宜居环境建设。已建成东部固废中心、垃圾焚烧发电厂、污水处理厂等一批环境基础设施，实现城乡环卫一体化。三是构建“山、水、城”相融的城市新形态。通过综合整治提升，保护市内历史风貌和特色建筑，修缮保护具有闽南特色的古建筑村落。开展“四边三节点”景观提升工程，实施海域重点湾区生态修复，推进海洋生态文明示范区建设。

四是构建了“山海相护、林海相通”的生态安全格局。厦门作为“全国社区治理和服务创新实验区”，是全国唯一的计划单列市实验区，树立了推进社区治理现代化的新坐标。厦门市先后荣获国家卫生城市、国家园林城市、国际花园城市、中国人居环境奖、全国文明城市、全国绿化模范城市、国家森林城市等，入选“全国十大洗肺城市”。

（三）计划单列市健康环境相关指标分析

1. 建成区绿化覆盖率

根据统计数据，5 个计划单列市建成区绿化覆盖率排名依次是：大连 46.56%、深圳 45.10%、厦门 43.59%、宁波 39.85%、青岛 39.05%。建成区绿化覆盖率排在第一位的大连比排在最后一位的青岛高 7.51 个百分点。（详见表 3-9）

表 3-9　2018 年 5 个计划单列市建成区绿化覆盖率

排　名	计划单列市	建成区绿化覆盖率(%)
1	大连市	46.56
2	深圳市	45.10
3	厦门市	43.59
4	宁波市	39.85
5	青岛市	39.05

城市绿化与居民生活环境息息相关，充足的城市绿化能有效改善居民生活环境质量。大连作为我国北方著名的海滨城市，其生态环境和优美的绿化给国内外友人留下深刻的印象。从20世纪末开始，大连的生态环境建设纳入城市的整体规划，进行重点投入和整治，取得了显著的成绩，实现了城市绿化46.56%的覆盖率，在全国大中城市排列首位。通过实施"海绵城市""城市绿网""美丽乡村"等工程，大连实现了入海口生态绿化、滨海景观带绿化、公园森林化，建成了国家森林公园、湿地公园。目前，林木绿化率达到50%，蓝天、碧海、森林、草地与亮丽的现代建筑交相辉映，成就了这座城市独特的气质，生态宜居之城的魅力令世界瞩目。

2. 城市污水日处理率

根据统计数据，5个计划单列市的城市污水日处理能力排名依次是：青岛97.06%、深圳96.81%、厦门95.77%、宁波95.48%、大连87.98%。（详见表3－10）

表3－10　2018年5个计划单列市污水日处理率

排　名	计划单列市	城市污水日处理率(%)
1	青岛市	97.06
2	深圳市	96.81
3	厦门市	95.77
4	宁波市	95.48
5	大连市	87.98

青岛在城市污水日处理率方面表现卓越，拔得头筹，原因是：为举办2010年夏季奥运会，青岛市在国家的财力支持下，加大投入，将原来直接排入河道的污水通过建造污水处理厂进行收集处理，以改善水质；"十三五"期间，又投入巨资，提升和建设一批城乡污水处理基础设施，使青岛城市（包括市下辖的区县）污水设施处理能力连续多年全国第一，做到了城乡污水处理全覆盖。

3. 生活垃圾无害化处理率

根据统计数据，5个计划单列市生活垃圾无害化处理率排名依次为：深圳100%、青岛100%、厦门100%、宁波100%、大连95.56%。生活垃圾无害化处理率排在第一位的深圳、青岛、厦门、宁波比排在最后一位的大连高4.44个百分点。（详见表3－11）

表3-11 2018年5个计划单列市生活垃圾无害化处理率

排 名	计划单列市	生活垃圾无害化处理率(%)
1	深圳市	100
1	宁波市	100
1	青岛市	100
1	厦门市	100
2	大连市	95.56

生活垃圾无害化处理与大气、水、土壤污染防治密切相关，是生态文明建设和环境保护工作中不可或缺的重要一环。生活垃圾无害化处理是我国城市建设的一块短板，也是深圳与世界一线城市相比最主要的差距。根据统计数据，深圳、宁波、青岛、厦门的生活垃圾无害化处理率均为100%，并列全国第一，但深圳在处理生活垃圾方面更具有特色。为缩短与世界一线城市的差距，深圳出台《关于建立完善本市生活垃圾全程分类体系的实施方案》，在全市已有800个住宅区不设楼层垃圾筒的基础上，再逐步覆盖到全市。同时建设东部环保电厂、老虎坑垃圾焚烧发电厂三期、妈湾城市能源生态园三个项目，三大垃圾处理设施全面建成，将新增垃圾焚烧处理能力10 300吨/日。

4. 人均城市公园绿地面积(辖区)

根据统计数据，5个计划单列市人均城市公园绿地面积排名依次为：青岛17.4平方米、深圳16.0平方米、厦门14.1平方米、宁波11.5平方米、大连10.1平方米。人均城市公园绿地面积排在第一位的青岛比排在最后一位的大连多7.3平方米。(详见表3-12)

表3-12 2018年5个计划单列市人均城市公园绿地面积

排 名	计划单列市	人均城市公园绿地面积(平方米)
1	青岛市	17.4
2	深圳市	16.0
3	厦门市	14.1
4	宁波市	11.5
5	大连市	10.1

公园是城市的“绿肺”，是市民小憩的场所，也是鸟语花香的代名词。青岛历来重视城市公园建设，现有国家级湿地公园 2 处，建成区绿化覆盖率 39.05%。为加强城市公园建设，青岛制定了《青岛市城市绿地养护管理标准》《青岛城市公园服务管理标准》《青岛市园林植物保护技术规程》，开展《青岛市鸟类图谱》编制工作。市政府在《关于开展“绿满青岛”国土绿化行动的实施意见》中，以实施“口袋公园”为抓手，建设街心公园，2019 年就建成自然宜居、层次感丰富的“口袋公园”50 个。2019 年和德国合作联合发布《青岛国际经济合作区(中德生态园)公园城市建设与发展规划》，标志着中国北方首个公园城市规划建设实践项目落地，对促进园区生态文明建设和适应新时代经济社会发展要求具有重要意义。

5. 人均城市道路面积

根据统计数据，人均城市道路面积依次排名为：青岛 19.1 平方米、厦门 15.7 平方米、大连 13.4 平方米、宁波 12.5 平方米、深圳 9.7 平方米。人均城市道路面积排在第一位的青岛比排在最后一位的深圳多 9.4 平方米。(详见表 3－13)

表 3－13　2018 年 5 个计划单列市人均城市道路面积

排　名	计划单列市	人均城市道路面积(平方米)
1	青岛市	19.1
2	厦门市	15.7
3	大连市	13.4
4	宁波市	12.5
5	深圳市	9.7

按照青岛市“十三五”规划，在道路建设方面，还将重点建设 25 项工程，总投资 223.3 亿元。其中建设城市快速路 3 项，长度 10.9 千米，投资 38.2 亿元；新建或改建主干路 14 项，长度 63.3 千米，道路综合整治投资 15 亿元。通过道路建设，加快完善东岸城区快速路网建设，加强与西岸城区和北岸城区的联系，积极推进全市道路交通均等化，逐步实现标准统一，促进城市空间优化调整，力争至 2020 年基本实现规划快速路系统“成环成网、互通互联”，支撑城区南北协调、东西协调的发展局面，不断增加人均道路面积，使青岛成为道路畅通、交通便捷、文明出行的国际一流旅游城市。

四、5 个计划单列市健康保障指数得分和比较分析

（一）计划单列市健康保障指数得分及排序

2018 年中国计划单列市健康保障指数得分排名：深圳 86.80 分、宁波 74.61 分、厦门 68.97 分、青岛 65.40 分、大连 60.61 分。排在第一位的深圳与最后一位的大连相差 26.19 分。（详见表 3 - 14 和图 3 - 4）

表 3 - 14　2018 年 5 个计划单列市健康保障指数得分及排序

排　名	计划单列市	健康保障指数得分	健康保障指数百分制得分
1	深圳市	13.758 706 01	86.80
2	宁波市	10.166 349 68	74.61
3	厦门市	8.687 343 746	68.97
4	青岛市	7.811 796 071	65.40
5	大连市	6.708 237 891	60.61
	各地平均值	9.426 486 680	71.28
	百分标准值	18.261 661 15	100

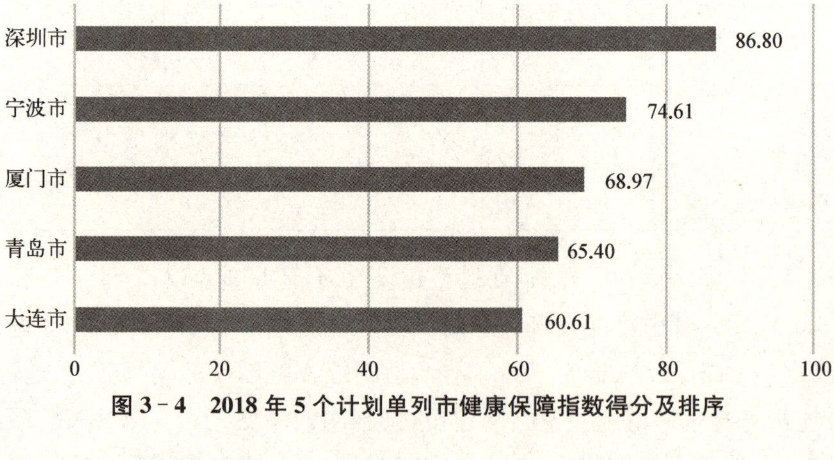

图 3 - 4　2018 年 5 个计划单列市健康保障指数得分及排序

（二）计划单列市健康保障指数综合分析

1. 深圳加强健康保障的主要经验和做法

排在计划单列市第一位的深圳，健康保障百分制得分为 86.80。数据显示

其多项指标均排名在第一位，这表明相对其他计划单列市，深圳社会保障服务水平较高。

深圳是我国改革开放最早的城市，也是我国人口结构最年轻的国际大都市，截至 2017 年 11 月，深圳市共有 1 630 万就业人口，来自全国各地，劳动力充裕。为做好医疗保障工作，深圳市政府多年来重视保护劳动者的权益，在做好促进就业医疗保障的同时，为生活困难或有疾病的劳动人民做好救助工作，2018 年出台了《深圳市医疗保险与医疗救助"一站式"结算实施办法》，要求各地通过在市医保系统搭建医疗救助管理模块，实现医疗保险与医疗救助"一站式"结算，规定救助对象在一个医保年度内，医疗救助"一站式"结算的门诊和住院累计最高救助限额为 15 万元，为劳动者解除了后顾之忧，为深圳的"大众创业、万众创新"与建设社会主义先行示范区和现代化强国城市范例提供了有力的保障。

2. 宁波加强健康保障的主要经验和做法

排在全国 5 个计划单列市第二位的宁波，健康保障百分制得分为 74.61 分。同时，宁波的多项指标均在全国 5 个计划单列市中排名靠前。

宁波市作为沿海开放城市，吸引全国各地人才来就业落户。为做好就业人口的医疗保障，宁波市政府深化医疗保险参保扩面、医保制度统一、医保支付方式改革三大方面，做好医保工作，积极探索实施医疗费用区域总额控制，深化医保付费制度改革，提升医保基金使用效率。宁波加强健康保障的主要经验和做法：一是深化医保支付方式改革，完善医保总额预算管理，继续推进按病种支付方式试点，探索基层门诊按人头支付试点；二是运用全民参保登记成果，推进电商、快递物流等新业态从业人员参保，目前已组建共济网 8.18 万个，网内成员达 18 万人；三是加快落实跨省异地安置退休人员住院直接结算，医保历年个账共济政策成效明显。目前，户籍人口基本养老、基本医疗保险参保率分别达到 97.4%、93.8%，位于全省前列。

（三）计划单列市健康保障相关指标分析

1. 人均公共财政预算支出

从 2018 年 5 个计划单列市健康保障数据看，人均公共财政预算支出排名依次为：深圳 101 029.25 元、厦门 32 866.04 元、宁波 23 393.03 元、大连15 454.30 元、青岛 14 934.11 元。排在第一位的深圳比排在最后一位的青岛人均公共财政预算支出高出86 095.14元。

排名第一位的深圳，公共财政预算支出为4 593.80亿元，市本级医疗卫生与计划生育支出113.00亿元，相比2017年增长19.6%，主要用于健全医疗卫生体系，保障公共卫生项目投入，完善财政对基层医疗卫生机构的补偿机制，保障市区基层卫生机构综合改革，继续推进落实计划生育政策。随着一般公共财政预算支出的增长，公共财政人均预算支出也不断增长。排名第二的宁波市，2018年政府财政大力压缩行政成本，在保障行政机关正常运转和公共需要基本支出的前提下，将财政支出的重点投向医疗卫生、环境保护等以改善民生为重点的社会公共事业，使得重点支出得到有效保证。（详见表3－15）

表3－15　2018年5个计划单列市人均公共财政预算支出排序

指标/城市	人均公共财政预算支出(元)
深圳市	101 029.25
厦门市	32 866.04
宁波市	23 393.03
大连市	15 454.30
青岛市	14 934.11

2. *城镇居民人均可支配收入*

从2018年5个计划单列市健康保障数据看，城镇居民人均可支配收入排名依次为：宁波55 656元、深圳52 938元、厦门50 019元、青岛47 176元、大连40 587元。排在第一位的宁波比排在最后一位的大连城镇居民人均可支配收入高出15 069元。

排名第一位的宁波，自改革开放40年来，城乡居民收入实现快速增长。据统计，2017年城镇居民人均可支配收入高达55 656元，为全国平均水平的1.53倍，是1978年人均306元的180余倍；农村居民人均可支配收入30 871元，为全国平均水平的2.30倍，是1980年人均222元的近140倍。宁波城乡居民收入在15个副省级城市中分别位居第二和第一，这一成果是宁波政府重视经济发展，不断提高居民收入水平、完善社会保障发展事业的必然结果。宁波居民人均可支配收入保持了相对平稳的增长势头。（详见表3－16）

表 3-16　2018 年 5 个计划单列市城镇居民人均可支配收入排序

城市＼指标	城镇居民人均可支配收入(元/人)
宁波市	55 656
深圳市	52 938
厦门市	50 019
青岛市	47 176
大连市	40 587

3. 农村居民人均可支配收入

从 2018 年 5 个计划单列市健康保障数据看，农村居民人均可支配收入排名依次为：宁波 30 871 元、厦门 20 460 元、青岛 19 374 元、大连 16 865 元；深圳无数据。排在第一位的宁波比排在最后一位的大连农村居民人均可支配收入高出 14 006 元。

排名第一位的宁波，农村居民人均可支配收入高达 30 871 元，这一成果是宁波政府重视统筹城乡发展，探索破除城乡二元结构，不断提高农村居民收入水平、完善社会保障发展事业的必然结果。宁波"十三五"规划中就提出城乡区域统筹协调发展，推进乡村振兴战略，拓宽农民增收致富渠道，不断推进新农村建设。2018 年农村居民人均可支配收入年均增长 15.5%。值得深思的是，农村居民人均可支配收入与城镇居民人均可支配收入仍然有较大的剪刀差，与城镇居民收入相差 24 785 元，这说明解决城乡二元结构的问题任重而道远。(详见表 3-17)

表 3-17　2018 年 5 个计划单列市农村居民人均可支配收入排序

城市＼指标	农村居民人均可支配收入(元/人)
宁波市	30 871
厦门市	20 460
青岛市	19 374
大连市	16 865
深圳市	—

4. 城镇单位就业人员平均工资

从 2018 年 5 个计划单列市健康保障数据看，城镇单位就业人员平均工资排名依次为：深圳 100 173 元/人、宁波 91 705 元/人、青岛 83 539 元/人、大连 81 884 元/人、厦门 75 452 元/人。排在第一位的深圳比排在最后一位的厦门城镇单位就业人员平均工资高出 24 721 元/人。

排名第一位的深圳，城镇单位就业人员平均工资为 100 173 元。2018 年 8 月发布的《深圳市 2016 年企业工资指导线》，参照深圳人工成本与就业、利润以及居民消费价格等相关因素，指导企业提升工人工资收入标准。文件明确规定了企业工资增长基准线、企业工资增长上线、企业工资增长下线、工资指导线中的基准线等多个工资增长的基本数据，这切实保障了深圳市城镇单位就业人员的工资收入水平。深圳城镇单位就业人员年平均工资为 110 304 元，同比增长 11.3%，排全国前列，居北京、上海、天津后。深圳人均工资超过 10 万元，反映出深圳的产业结构调整和产业能级提升使深圳的总体经济实力上升到一个新水平，2018 年深圳的生产总值已首次超过香港，取得了显著的成绩。（详见表 3-18）

表 3-18　2018 年 5 个计划单列市城镇单位就业人员平均工资排序

指标 城市	城镇单位就业人员平均工资(元/人)
深圳市	100 173
宁波市	91 705
青岛市	83 539
大连市	81 884
厦门市	75 452

5. 城镇登记失业人数

从 2018 年 5 个计划单列市健康保障数据看，城镇登记失业人数排名依次为：青岛 78 499 人、宁波 67 189 人、大连 60 852 人、深圳 41 370 人、厦门 30 700 人。排在第一位的青岛比排在最后一位的厦门城镇登记失业人员多 47 799 人。

排名第一位的青岛，城市城镇登记失业人员人数为 78 499 人。这一数据反映出青岛的产业结构和产业能级的提升进入了阵痛期。青岛在改革开放前就是一个著名的工业城市，经济比重在山东省具有举足轻重的地位。目前，青岛的经济总量超过省会城市济南。为解决在阵痛期因产业转型和产业结构调整期间失业人员的就业问题，早在 2012 年青岛市就出台了《关于促进就业工作的意见》，要求各级政府加大财政投入、购买公益服务岗位、加大职业培训等，全方位采取措施促进就业，完善就业扶持政策，大力促进创业带动就业，实施就业援助制度，强化公共就业服务等，有力保障了青岛市城市健康保障事业的发展。（详见表 3 - 19）

表 3 - 19　2018 年 5 个计划单列市城镇登记失业人数排序

城市＼指标	城市城镇登记失业人数(人)
青岛市	78 499
宁波市	67 189
大连市	60 852
深圳市	41 370
厦门市	30 700

6. 城镇职工基本养老保险参保人数

从 2018 年 5 个计划单列市健康保障数据看，城镇职工基本养老保险参保人数排名依次为：深圳 11 335 302 人、青岛 4 333 558 人、宁波 4 295 580 人、厦门 2 500 000 人、大连 2 053 686 人。排在第一位的深圳比排在最后一位的大连城镇职工基本养老保险参保人数高出 9 281 616 人。

目前，深圳城镇职工基本养老保险参保人数为 11 335 302 人，位居广东省前列。为做好城镇职工基本养老保险，深圳市政府坚持全覆盖、保基本、多层次、可持续的方针，以增强公平性、适应流动性、保证可持续性为重点，全面深化社会保险体制机制改革，构建法定人员全覆盖、待遇水平适度、基金运行稳定、管理服务高效便捷的社会保险体系，取得了积极的成效。（详见表 3 - 20）

表 3 - 20　2018 年 5 个计划单列市城镇职工基本养老保险参保人数排序

城市＼指标	城镇职工基本养老保险参保人数(人)
深圳市	11 335 302
青岛市	4 333 558
宁波市	4 295 580
厦门市	2 500 000
大连市	2 053 686

7. 城镇基本医疗保险参保人数

从2018年5个计划单列市健康保障数据看，城镇基本医疗保险参保人数排名依次是：深圳11 510 112人、大连3 963 797人、宁波3 808 226人、青岛3 474 162人、厦门2 427 500人。排在第一位的深圳比排在最后一位的厦门城镇职工基本医疗保险参保人数高出9 082 612人。

目前，深圳城镇职工基本医疗保险参保人数为11 510 112人，在全省位居前列。深圳政府高度重视用城镇医疗保险办法指导城镇医疗保险事业发展，早在2013年就制定《深圳市社会医疗保险办法》，并加大对就业人口的宣传，采取多种措施，动员城镇职工积极参加医疗保险，各级工会为职工谋取利益，对参加医疗保险的予以补贴。（详见表3－21）

表3－21　2018年5个计划单列市城镇职工基本医疗保险参保人数排序

指标 城市	城镇职工基本医疗保险参保人数（人）
深圳市	11 510 112
大连市	3 963 797
宁波市	3 808 226
青岛市	3 474 162
厦门市	2 427 500

8. 失业保险参保人数

从2018年5个计划单列市健康保障数据看，失业保险参保人数排名依次是：深圳10 894 867人、宁波2 693 271人、厦门2 110 900人、青岛2 102 543人、大连1 524 292人。排在第一位的深圳比排在最后一位的大连失业保险参保人数高出9 370 575人。

排名第一位的深圳，失业保险参保人数为10 894 867人。早在2013年1月，深圳出台了《深圳经济特区失业保险若干规定》，通过创新服务新模式，增强社保服务为民的新效能：一是搭建了以街道劳动保障事务所为主要业务平台的失业登记与失业保险金申领一站式服务平台；二是开展了委托银行办理失业保险金业务，将本市失业保险的缴费费率下调至1.5%；三是推出了自助终端机受理失业保险业务；四是建立了邮政代办服务。目前，全市办理失业保险金申领网点由原来的10个社保窗口增加到了283个经办窗口，增加了近28倍。现在任何企业和个人都可以到就近窗口办理业务，也可到就近自助终端机办理或足不出户申请邮政代办，初步实现了失业保险业务同城通办。（详见表 3－22）

表 3－22　2018 年 5 个计划单列市失业保险参保人数排序

指标 城市	失业保险参保人数（人）
深圳市	10 894 867
宁波市	2 693 271
厦门市	2 110 900
青岛市	2 102 543
大连市	1 524 292

第四章 地级市健康城市指数

城镇化与工业化，是我国现代化的两大引擎。要在拥有近14亿人口的发展中国家实现城镇化，人类发展史上没有先例可循。新中国成立70年来，中国创造了人类城市发展的奇迹。70年中国城镇化和城市发展刷新了人类对城市化和城市发展的认知，深刻改变了世界，走完了西方国家200年的城镇化之路，创造了世界城镇化发展的奇迹，开始迈入城市中国，重塑了世界城市体系。

新中国成立之初，中国只有132个城市，之后城市数量缓慢增加，直至1978年改革开放全国也仅有193个城市。2012年，党的十八大提出“走中国特色新型城镇化道路”，城镇化进入以人为本、规模和质量并重的新阶段。改革开放40年后，我国城市数量猛增、规模扩张，城镇依次经历了1978年至1992年的数量扩张期和1993年至2013年的规模扩张期，全国城市数量达到657个，包括4个直辖市、15个计划单列市、270个地级市和368个县级市。① 到2018年末，我国常住人口城镇化率达到59.58%，比1949年末提高48.94个百分点。

以地级市为例，2016年首次发布中国健康城市研究报告地级市样本是43个，占比为15.93%；2017年为98个，增加了55个地级市，占比为36.30%；2018年依旧为98个城市，基本覆盖了全国各省、直辖市、自治区，具有较高的代表性。地级市在我国现有657个城市（其中有368个县级市）中不仅占比高达51.45%，而且在人口和经济的占比在全国都具有举足轻重的地位，也是推进我国健康战略的重点。为此，我们在研究和分析中更是要把地级市作为重点，为国家有关部门提供可靠的决策参考。

98个地级市健康城市指数设置了3个评价维度、22个评价指标。这3个评

① 据2018年4月最新统计，368个县级市中有68个县级市升格为地级市，因此，本书中所涉地级市相关数据均以338个计算。

价维度及其评价指标包括：在健康服务维度设有 4 个指标，分别是“每万人口医院数”“每万人口医院床位数”“每万人口医院执业(助理)医生数”“每万人口医院注册护士数”；在健康环境维度设有 8 个指标，分别是“人均城市市容环境卫生建设投资额”“城市污水处理率”“城市建成区绿化覆盖率”“城市人均公园绿地面积”“人均城市道路清扫保洁面积”“城市生活垃圾处理率”“人均城市道路面积(市辖区)”“细颗粒物(PM2.5)年平均浓度”；在健康保障维度设有 10 个指标，分别是“人均公共财政预算支出中医疗卫生支出”“人均公共财政预算支出”“医疗卫生支出占财政支出的比重”“城镇居民人均可支配收入”“农村居民人均可支配收入”“城镇登记失业率”“城镇单位就业人员平均工资”“每万人口城镇职工基本养老保险参保人数”“每万人口城镇基本医疗保险参保人数”“每万人口失业保险参保人数”。

通过主成分分析建模的计算和对 3 个评价维度、22 个评价指标的综合评价，就可以得出 2018 年 98 个地级市健康综合指数得分。

需要说明的是，2018 年的健康统计数据在口径上有变化，主要原因是 2016 年、2017 年的健康统计数据主要采用中国财政经济出版社出版的《中国省市经济发展年鉴》，而 2018 年的《中国省市经济发展年鉴》出版时间推迟，故采用 2018 年中国统计出版社出版的《中国城市统计年鉴》。其结果不同程度影响了城市综合指数排名，尤其是地级市的分值差更大。

一、98 个地级市健康城市综合指数得分和综合分析

(一) 地级市健康城市综合指数得分及排序

2018 年地级市健康城市综合指数得分最高为 87.86，最低分为 53.43，最大差距分为 34.43，各地平均值(标准值为 100)为 64.85 分。(详见表 4-1)

表 4-1　2018 年 98 个地级市健康城市综合指数得分及排序

排　名	地级市	健康城市综合指数得分	健康城市综合指数百分制得分
1	鄂尔多斯市	20.094 215 11	87.86
2	黄冈市	19.477 928 58	86.50
3	金华市	17.603 738 83	82.23

续　表

排　名	地级市	健康城市综合指数得分	健康城市综合指数百分制得分
4	温州市	15.522 750 61	77.22
5	漳州市	15.327 994 67	76.73
6	泉州市	15.294 015 57	76.65
7	珠海市	15.056 299 55	76.05
8	通化市	14.506 467 53	74.65
9	运城市	14.202 859 13	73.86
10	廊坊市	14.070 857 85	73.52
11	威海市	13.799 745 30	72.81
12	普洱市	13.779 235 12	72.75
13	南通市	13.731 807 32	72.63
14	榆林市	13.397 224 12	71.74
15	绍兴市	13.262 816 21	71.38
16	吉安市	13.184 742 86	71.17
17	佛山市	12.773 656 17	70.05
18	淄博市	12.433 507 32	69.11
19	丽江市	12.340 912 16	68.85
20	临汾市	12.284 795 72	68.69
21	岳阳市	12.142 362 87	68.30
22	六盘水市	12.108 223 17	68.20
23	克拉玛依市	12.085 398 50	68.13
24	九江市	12.009 354 91	67.92
25	泰安市	12.008 967 61	67.92
26	湘潭市	11.973 898 21	67.82
27	景德镇市	11.902 858 12	67.62
28	晋中市	11.833 247 15	67.42
29	宜昌市	11.742 179 67	67.16
30	平顶山市	11.646 884 40	66.89
31	德阳市	11.592 798 13	66.73
32	嘉峪关市	11.512 852 50	66.50

续　表

排　名	地级市	健康城市综合指数得分	健康城市综合指数百分制得分
33	安阳市	11.372 313 98	66.09
34	马鞍山市	11.253 812 92	65.75
35	金昌市	11.212 085 38	65.63
36	锦州市	11.188 084 99	65.56
37	芜湖市	11.090 324 96	65.27
38	荆州市	11.066 911 92	65.20
39	桂林市	11.011 976 95	65.04
40	通辽市	10.962 202 19	64.89
41	三亚市	10.940 179 81	64.83
42	包头市	10.929 286 24	64.79
43	洛阳市	10.863 330 61	64.60
44	蚌埠市	10.789 967 49	64.38
45	常德市	10.786 341 27	64.37
46	四平市	10.778 025 72	64.34
47	徐州市	10.696 934 42	64.10
48	延安市	10.684 499 55	64.06
49	乌海市	10.632 978 90	63.91
50	鞍山市	10.625 501 65	63.89
51	攀枝花市	10.590 995 33	63.78
52	扬州市	10.567 411 75	63.71
53	牡丹江市	10.531 831 28	63.60
54	咸宁市	10.516 958 59	63.56
55	赤峰市	10.516 357 16	63.56
56	绵阳市	10.320 472 12	62.96
57	唐山市	10.265 248 55	62.79
58	柳州市	10.221 702 12	62.66
59	秦皇岛市	10.133 481 00	62.39
60	阳泉市	10.128 347 40	62.37
61	玉溪市	10.107 907 64	62.31

续　表

排　名	地级市	健康城市综合指数得分	健康城市综合指数百分制得分
62	保定市	10.090 615 35	62.26
63	吴忠市	10.068 038 35	62.19
64	酒泉市	10.048 023 12	62.13
65	吉林市	10.013 777 53	62.02
66	遵义市	10.003 791 80	61.99
67	宝鸡市	9.961 653 397	61.86
68	白银市	9.944 330 450	61.81
69	毕节市	9.921 512 828	61.73
70	萍乡市	9.915 379 618	61.72
71	赣州市	9.794 439 776	61.34
72	佳木斯市	9.776 531 128	61.28
73	大同市	9.714 104 707	61.09
74	连云港市	9.711 257 823	61.08
75	鹤壁市	9.683 615 248	60.99
76	北海市	9.571 024 416	60.63
77	益阳市	9.444 100 091	60.23
78	固原市	9.370 700 744	60.00
79	南充市	9.181 464 140	59.39
80	防城港市	9.093 768 279	59.10
81	张家界市	9.067 186 356	59.02
82	中卫市	9.062 885 968	59.00
83	邯郸市	9.041 406 781	58.93
84	辽源市	9.030 732 470	58.90
85	曲靖市	9.028 910 232	58.89
86	鸡西市	8.992 134 733	58.77
87	齐齐哈尔市	8.792 000 949	58.11
88	淮南市	8.647 963 821	57.64
89	开封市	8.563 752 908	57.35
90	白山市	8.523 388 928	57.22

续　表

排　名	地级市	健康城市综合指数得分	健康城市综合指数百分制得分
91	莆田市	8.437 015 57	56.93
92	铁岭市	8.338 145 654	56.59
93	石嘴山市	8.123 154 401	55.86
94	铜川市	8.120 567 681	55.85
95	安顺市	8.065 315 478	55.66
96	保山市	8.005 148 029	55.45
97	汕头市	7.492 293 862	53.65
98	天水市	7.431 225 773	53.43
	各地平均值	11.056 749 24	64.85
	百分标准值	26.033 069 90	100

（二）地级市健康城市综合指数得分前后五位排序

2018 年中国健康城市综合指数共选取 98 个地级市作为观察和建模对象。从总体的排名情况来看，排名前五位的分别是：鄂尔多斯市 87.86 分、黄冈市 86.50 分、金华市 82.23 分、温州市 77.22 分、漳州市 76.73 分。排名后五位的分别是铜川市 55.85 分、安顺市 55.66 分、保山市 55.45 分、汕头市 53.65 分、天水市 53.43 分。（详见图 4－1）

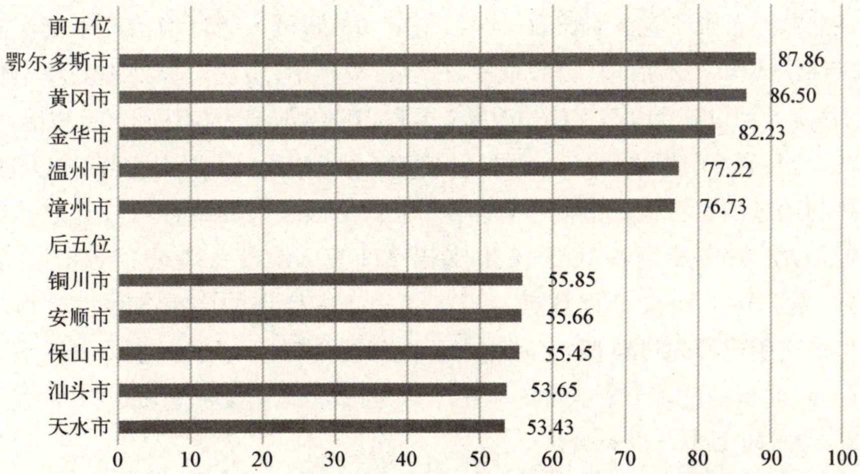

图 4－1　2018 年 98 个地级市健康城市综合指数前后五位得分及排序

（三）地级市健康城市综合指数综合分析

自从党的十九大报告提出实施健康中国战略以来，越来越多的地级市把健康城市建设作为全面建成小康社会的重要抓手，积极推进全面规划和部署，取得了明显的成效。从 98 个地级市健康综合指数前五名的城市来看，不仅仅是集中在经济发达的东部地区，西部地区也取得了令人瞩目的成绩，其中内蒙古的鄂尔多斯市排名榜首，比排名末位的甘肃省天水市高出 69.77 分。

1. 鄂尔多斯的主要经验和做法

排名第一的鄂尔多斯市，2018 年健康城市综合指数为 87.86 分，比排名末位的天水高出 53.43 分，比各地平均值高出 23.01 分。2017 年排名第五位，2018 年提高了 4 位。鄂尔多斯市 2018 年完成地区生产总值 3 763.2 亿元，人均超过 17 万元，碾压北上广深，排全国第一，让鄂尔多斯人“羊煤土气”（羊毛、煤炭、稀土和天然气）。其中，公共财政预算收入 433.5 亿元，增长 21.5 个百分点，地方财政总收入占地区生产总值比重为 24.4%，城乡居民人均可支配收入分别达到46 834 元和 18 289 元，分别增长 7.5 个百分点和 9.3 个百分点。在健康城市建设方面，全面实施人居环境整治三年行动。开展生活垃圾、污水处理试点，完成改厕 7 800 户，建成自治区示范嘎查村 9 个，乌审旗乌兰陶勒盖镇获评全国乡村振兴示范镇。不断完善城市功能，实施棚户区改造 5 399 套，新建、改造市政道路 43 千米、绿地面积 840 万平方米，城镇供水普及率、污水处理率、生活垃圾无害化处理率分别达到 99%、97%和 98%。

建立完善人居环境整治长效机制。制定农村牧区人居环境治理条例实施细则，重点推进垃圾污水治理、厕所革命、村容村貌整治，新建垃圾处理场和中转站 34 座、污水处理设施 24 座，实施户改厕 6 万户，卫生厕所普及率达到 60%以上，着力打造 100 个市级乡村振兴示范嘎查村，全市 70%以上嘎查村人居环境得到较大提升。

顺利通过国家卫生城市复审，建成 5 个自治区级医养结合示范基地。难能可贵的是，鄂尔多斯财政用于民生支出 471 亿元，占一般公共预算支出的 80.3%，高于全区 10.2 个百分点。2018 年鄂尔多斯市的库布齐沙漠治理成为全国生态文明建设先进典型，亿利生态示范区被命名为全国“绿水青山就是金山银山”实践创新基地，2018 年被新华社评为“健康中国年度标志城市”。

2. 漳州的主要经验和做法

排名第五位的福建省漳州市素有“鱼米花果之乡”，推进健康城市发展成效显著，相比 2017 年上升了 7 位，其主要经验：

一是将健康城市建设纳入法制的轨道。市人大制定并颁布实施了首部实体性法规《市容和环境卫生"门前三包"责任区管理若干规定》，开展"三铁治污，提升三质"的整治行动，开展"清新水域、洁净蓝天、清洁土壤"三大工程，确保主要污染物排放总量明显减少。重中之重打赢蓝天保卫战，突出臭氧污染治理，开展挥发性有机物、建筑施工及道路扬尘专项整治，确保空气质量有效提升。全力整改中央、省环保督察反馈问题，市区生活垃圾清洁直运全面开展，完成拆违面积超 700 万平方米，年度节能减排降碳任务全面完成，加快了厦漳同城化先行示范区建设。

二是推进城乡生态环境提升行动、大气污染整治百日攻坚等专项行动。加强重点流域和近岸海域污染治理，中心城区基本消除黑臭水体，其他小流域消除劣Ⅴ类水体、消灭"牛奶溪"，持续改善水环境。开展土壤污染治理与修复，加强重金属污染防治，提高危险废弃物处置能力。新(扩)建 5 座垃圾焚烧发电厂，推进"厕所革命"，新建 221 座城乡公厕，新改扩建 56 座旅游厕所。全面落实河长制，使"三质"水平持续好转。

三是打好实现小康生态环境保卫战。加大"五海"资源保护，加强生态系统保护，完成国土绿化 30.2 万亩、水土流失综合治理 48.2 万亩。深化行业污染治理，加大工业污染减排力度，推进第二次全国污染源普查。

近年来漳州在推进健康城市建设中还注重实施振兴乡村战略，推进农村建设"双百"行动、农村污水垃圾治理三年攻坚行动，实现农村污水处理、农村环境卫生保洁制度全覆盖，建设更多美丽乡村。同时，围绕打造全国知名的"颐养之城"，加快发展健康养生产业，打造一批以生态养生为特色的健康服务示范区。加大高层次医疗专家等高端人才的柔性引进力度。漳州市先后荣获了全国文明城市、国家森林城市、国家园林城市等荣誉。

3. 吉安的主要经验和做法

吉安市是革命老区，长期以来经济相对欠发达，在国家政策的扶持下，吉安市坚持改革创新，用"绿水青山就是金山银山"新发展的理念指导经济发展。2018 年，吉安市主要经济指标增幅保持在全省"第一方阵"，实现生产总值 1 742 亿元，增长 8.9 个百分点，增幅连续 23 个季度位居全省前三；规模工业增加值增长 9.4 个百分点，增幅连续 7 年位居全省前三；完成财政总收入 280.5 亿元，增长 11.6 个百分点，增幅位居全省第二，税收占财政总收入比重突破 80%。在健康城市建设中制定和实施了《吉安市卫生城镇创建工作实施方案(2018—2020

年)》,加大财政对健康城市建设的投入,取得了显著成效;颁布实施全国首部全域水库水质保护地方性条例,全市地表水环境质量指数位居全省第一,新增5个省级生态文明示范县、3个省级绿色低碳示范县,井冈山市获评国家生态文明建设示范市。

吉安市的主要经验和做法:

一是加快城市"双修"和海绵城市建设,实施纳管截污、雨污分流、引水入城工程,全面消除城区黑臭水体,开工建设中心城区应急水源项目。城乡环境综合整治深入推进,开展彩钢棚整治、渣土密闭清运、"百日净化"等系列攻坚行动,市生活垃圾焚烧发电厂开工建设,所有中心乡镇建成标准化垃圾压缩站。

二是加强城市绿化建设和市容环境整治。完成中心城区滨江生态公园、神冈山公园、白雾山公园建设,全市建成区绿地率提高到41%以上。落实《吉安市市容和环境卫生管理条例》,深化违章搭建、防盗网、小区管线、批而未建围挡地块专项整治,推动出台《吉安市住宅物业管理条例》,中心城区试行"以克论净"环卫管理模式,道路机扫率达到85%以上,不断提高城市管理精细化水平。

三是塑造美丽宜居的环境形体。推动美丽乡村建设提质扩面,抓好井冈山、吉水、安福省级美丽宜居试点县建设,高标准完成美丽乡村建设点4 065个,农村生活垃圾第三方治理实现全覆盖,高质量通过国家考核验收。深化农村人居环境整治,学习浙江"千万工程"经验,推进农村污水处理设施建设,实施城乡"厕所革命"三年攻坚,开展村庄"净化行动",乡村振兴开局良好。

四是加强生态建养,控源头、抓治理,打造最具普惠性的生态福祉。持续推进造林"绿化、美化、彩化、珍贵化",加快实施国储林项目,新增人工造林20万亩、退化林修复32万亩、森林抚育100万亩。保持生态文明建设战略定力,积极融入国家生态文明试验区建设,以大爱之心呵护自然生态,让吉安天更蓝、山更绿、水更清、环境更优美。

五是坚决打好污染防治攻坚战。加强生态环保综合执法,对以身试法、破坏环境的行为,以"零容忍"态度严管重罚、依法严办。抓好中央环保督察"回头看"和鄱阳湖水环境专项督察等反馈问题整改,打好八大标志性战役。推进蓝天保卫战三年行动计划,全面推行渣土密闭化运输,推动"降坡封尘"向乡镇村拓展延伸,加强秸秆禁烧与综合利用,落实《烟花爆竹燃放管理条例》,有序推进乡村禁燃禁放,做到全市PM2.5均值控制在42微克/立方米以内、空气质量优良率达到90.5%。推进水污染防治行动计划,落实《江西省河长制湖长制条例》,加大赣江流域生态环境综合治理和修复，完成井冈山经济技术开发区、青原区砂场混凝土搅拌区一体化建设，严厉打击侵占岸线、破坏山体行为，打造赣江最美岸线。推进土壤污染防治行动计划，抓好垃圾分类试点，建成中心城区污泥处理厂，建设市餐厨垃圾处理中心，推动市危险废弃物处置中心、吉泰走廊生活垃圾焚烧发电厂试运行，动工建设永新、永丰、遂川、安福生活垃圾焚烧发电厂。

4. 存在的主要问题和不足

值得关注的是，2018 年排名后五位的城市中，广东省汕头市健康城市综合指数连续三年排名在后五位，其中健康服务连续两年排名垫底，健康环境 2018 年排名第 83 位，比 2017 年下降了 13 位，健康保障 2018 年排名第 79 位，比 2017 年下降了 5 位。但 2018 年的综合指数比 2017 年略有进步，上升了一位（末位是天水市）。汕头市 2019 年政府工作报告中也讲到了在推进健康城市建设中存在的不足，“农村投入欠账较多，道路、污水和垃圾处理设施等投入不足，环境脏乱差不同程度存在，部分地区水污染治理任重道远。基本公共服务质量和水平不高，公办优质学位相对不足，基层医疗服务能力有待提升”，提出了“牢固树立绿水青山就是金山银山，建设绿水青山美丽汕头的发展理念，全面落实河长制湖长制，加快补齐生态环境短板，全力打好碧水攻坚战、蓝天保卫战和练江流域综合整治攻坚战，推动健康城市建设迈上新台阶”。

二、98 个地级市健康服务指数得分和比较分析

（一）地级市健康服务指数得分及排序

2018 年地级市健康服务指数得分最高为 88.78，最低分为 19.01，最大差距分为 69.77，各地平均值（标准值为 100）为 46.57 分。（详见表 4－2）

表 4－2　2018 年 98 个地级市健康服务指数得分及排序

排　名	地级市	健康服务指数得分	健康服务指数百分制得分
1	黄冈市	12.098 559 77	88.78
2	运城市	8.840 443 453	75.89
3	鄂尔多斯市	8.671 823 498	75.16
4	普洱市	7.055 058 410	67.80

续 表

排　名	地级市	健康服务指数得分	健康服务指数百分制得分
5	榆林市	6.983 789 332	67.45
6	漳州市	6.643 377 509	65.79
7	六盘水市	6.465 643 192	64.90
8	临汾市	5.971 600 661	62.37
9	吉安市	5.898 398 932	61.99
10	泉州市	5.849 107 335	61.73
11	金华市	5.655 955 598	60.70
12	岳阳市	5.607 265 964	60.44
13	通化市	5.485 002 591	59.78
14	丽江市	5.471 287 079	59.70
15	毕节市	5.409 477 406	59.37
16	淄博市	4.931 944 251	56.68
17	温州市	4.701 749 404	55.35
18	廊坊市	4.437 806 113	53.77
19	平顶山市	4.400 862 720	53.55
20	四平市	4.397 413 053	53.52
21	安阳市	4.387 959 218	53.47
22	威海市	4.342 769 474	53.19
23	晋中市	4.212 320 249	52.39
24	白银市	4.191 308 382	52.26
25	九江市	4.119 603 158	51.81
26	牡丹江市	4.071 354 273	51.50
27	德阳市	4.067 376 458	51.48
28	佳木斯市	4.019 823 504	51.18
29	延安市	3.915 628 391	50.51
30	南通市	3.898 483 750	50.40
31	洛阳市	3.859 471 023	50.14
32	齐齐哈尔市	3.850 427 968	50.09

续　表

排　名	地级市	健康服务指数得分	健康服务指数百分制得分
33	荆州市	3.840 608 012	50.02
34	湘潭市	3.831 545 728	49.96
35	赤峰市	3.794 278 594	49.72
36	常德市	3.772 528 969	49.58
37	通辽市	3.666 433 453	48.87
38	泰安市	3.645 057 874	48.73
39	遵义市	3.574 536 395	48.26
40	桂林市	3.549 441 527	48.09
41	保定市	3.478 226 510	47.60
42	吴忠市	3.469 605 781	47.54
43	酒泉市	3.452 032 447	47.42
44	景德镇市	3.403 571 490	47.09
45	宜昌市	3.395 705 416	47.03
46	宝鸡市	3.391 079 792	47.00
47	曲靖市	3.364 750 866	46.82
48	赣州市	3.279 255 659	46.22
49	咸宁市	3.258 662 622	46.08
50	吉林市	3.222 598 642	45.82
51	玉溪市	3.108 553 320	45.00
52	锦州市	3.101 401 823	44.95
53	益阳市	3.051 043 122	44.58
54	南充市	3.008 869 720	44.27
55	蚌埠市	3.003 815 398	44.24
56	绵阳市	2.998 085 993	44.20
57	白山市	2.936 335 234	43.74
58	鸡西市	2.912 131 251	43.56
59	金昌市	2.900 962 373	43.47
60	攀枝花市	2.835 185 255	42.98

续 表

排　名	地级市	健康服务指数得分	健康服务指数百分制得分
61	徐州市	2.778 833 634	42.55
62	张家界市	2.731 529 201	42.18
63	鞍山市	2.694 855 779	41.90
64	芜湖市	2.688 340 781	41.85
65	鹤壁市	2.666 342 840	41.68
66	大同市	2.644 355 268	41.51
67	马鞍山市	2.633 218 477	41.42
68	包头市	2.573 837 971	40.95
69	柳州市	2.563 840 072	40.87
70	辽源市	2.545 656 492	40.72
71	阳泉市	2.495 327 965	40.32
72	固原市	2.360 950 832	39.22
73	中卫市	2.326 546 304	38.93
74	嘉峪关市	2.319 925 577	38.88
75	萍乡市	2.295 609 535	38.67
76	北海市	2.262 302 052	38.39
77	秦皇岛市	2.239 725 466	38.20
78	绍兴市	2.086 347 588	36.87
79	开封市	2.024 813 593	36.32
80	克拉玛依市	2.015 986 638	36.24
81	铜川市	2.000 990 525	36.11
82	连云港市	1.997 358 996	36.07
83	邯郸市	1.971 120 812	35.84
84	唐山市	1.948 538 161	35.63
85	铁岭市	1.948 162 908	35.63
86	乌海市	1.875 954 664	34.96
87	扬州市	1.814 045 206	34.38
88	珠海市	1.783 875 408	34.09

续　表

排　名	地级市	健康服务指数得分	健康服务指数百分制得分
89	天水市	1.770 159 456	33.96
90	保山市	1.755 746 638	33.82
91	淮南市	1.728 965 065	33.56
92	安顺市	1.687 612 137	33.16
93	佛山市	1.592 418 104	32.21
94	三亚市	1.444 791 110	30.68
95	防城港市	1.395 657 360	30.15
96	莆田市	1.035 606 349	25.97
97	石嘴山市	0.933 450 067	24.66
98	汕头市	0.554 530 632	19.01
	各地平均值	3.523 946 174	46.57
	百分标准值	15.349 363 81	100

（二）地级市健康服务指数得分前后五位排序

2018 年中国城市健康服务指数共选取 98 个地级市作为观察和建模对象。从总体的排名情况来看，排名前五位的分别是：黄冈市 88.78 分、运城市 75.89 分、鄂尔多斯市 75.16 分、普洱市 67.80 分、榆林市 67.45 分。排名后五位的分别是：三亚市 30.68 分、防城港市 30.15 分、莆田市 25.97 分、石嘴山市 24.66 分、汕头市 19.01 分。（详见图 4－2）

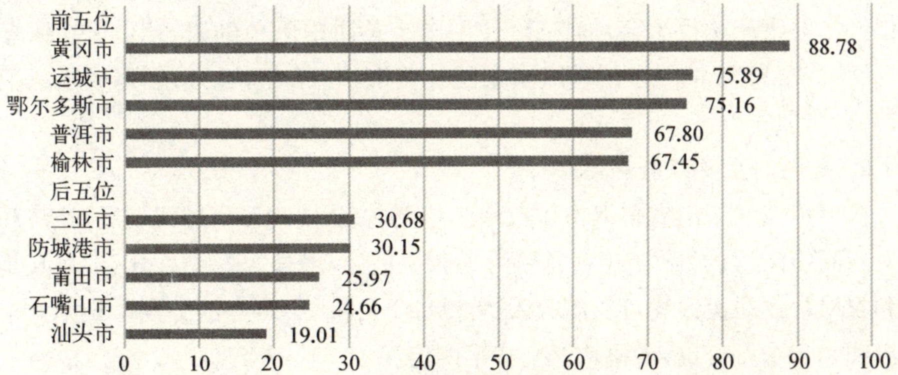

图 4－2　2018 年 98 个地级市健康服务指数前后五位得分及排序

（三）地级市健康服务指数综合分析

1. 黄冈的主要经验和做法

排名第一的湖北省黄冈市健康服务指数得分88.78，高于平均值42.21分，比排名末位的汕头市高出69.77分。黄冈市2019年上半年生产总值达881.72亿元，在全省17个地级市中排名第八，仅次于有着汽车城之美誉的十堰市（生产总值为881.72亿元，增速1.34个百分点），但增速7.72个百分点，是十堰市的五倍多。为了加快推进健康城市建设，黄冈市发展卫生健康事业，推进“健康黄冈十大行动”，强化“三医联动”，全面深化医改，加强县域医联体建设，持续改善基层医疗服务，推进医疗人才队伍和信息化建设，深化爱国卫生运动，提升优生优育水平，防控重大疾病，维护和保障群众健康。

黄冈市的主要经验和做法：

一是加快推进市区一体建设，依托大别山（鄂东）区域医疗中心、黄冈市（大别山）医疗集团等，面向国内外中高端市场。

二是深化基层医疗卫生综合改革，推进城乡医保全市统一和县域医联体建设，有效控制药价虚高和医疗费用不合理增长。建设大别山医疗中心，实施市妇幼保健院和市疾控中心搬迁。在加强护理队伍建设方面，做好护理队伍的人才引进和培训工作，2018年全市平均每万人中有护士9.56人，在98个地级市中排名第19位。

三是大力发展健康城，加快海尔医疗黄冈大健康产业城、鄂东中医康养小镇等重大项目建设，构建国际标准的集体检、诊疗、康复、疗养、养老于一体的医药保健和健康管理服务体系。抢占大健康产业蓝海市场，创新健康产业新模式，继续举办大健康产业投洽会，加快建设“中国·黄冈中医药健康谷”，打造“康养福地”品牌。2016年黄冈市创建成国家园林城市，2017年黄冈市创建成国家卫生城市。

2. 普洱的主要经验和做法

排名第四的云南省普洱市，自2007年更名后，实现了跨越式发展，经济和社会发展同步前行，2018年生产总值为662.5亿元，增长8.5个百分点，尤其是城镇和农村常住居民人均可支配收入达29 088元和10 386元，分别增长8.3个百分点和9.5个百分点，增幅均居全省第四位。

普洱市在推进健康城市建设中，注重抓好四个方面的工作：

一是深化医药卫生体制改革，为了建立“三个一”目标，消除疟疾通过省级验收，计划生育加快转型。市人民医院门（急）诊医技综合楼投入使用，市民药所获“全国少数民族医药工作表现突出集体”称号。

二是加快护理人才队伍建设，开展省级特殊教育“医教结合”试点学校创建，加快推动普洱卫校并入普洱学院，启动国际大健康学院和普洱茶学院新校区建设。

三是传承和发展中医药事业，推进县级公立医院“五个中心”建设，加强重大疾病防控，有效降低孕产妇和婴幼儿死亡率，促进人口均衡发展。

四是推进远程医疗“乡乡通”和智慧医疗、智慧医保建设，建立按病种付费为主的医保支付方式。先后建成江城县、镇沅县、孟连县等医院的标准化建设。

普洱市享有“世界茶源”和“中国咖啡之都”的美誉，通过十多年的推进健康城市建设，取得了显著的成绩，实现了经济和社会同步协调发展。普洱市先后荣获国家森林城市、国家卫生城市、全国水生态文明建设试点验收城市、健康中国年度标志城市称号。

3. 存在的主要问题和不足

排名第 96 位的福建省莆田市，健康服务指数得分 25.97，低于平均值 20.60 分，比排名第一的黄冈市低 62.81 分。2017 年福建省莆田市健康服务指数排名第 97 位，连续两年在后五名。作为东部地区发达城市的莆田市，2018 年地区生产总值达 2 252 亿元，增长 8.4 个百分点，在全省 9 个地级市中排列第 6 位。由于历史欠账较多，对健康城市的投入不到位，其中在 98 个地级市中，每万人医疗卫生机构数和每万人医院床位数都排名倒数后三位。存在的问题正如 2019 年莆田市政府报告中指出的那样：“城市基础设施还有不少短板；基本公共服务供给仍然不足，群众在上学、看病、养老等方面还有不满意的地方；生态保护和污染防治任务依然艰巨。”

再比如，石嘴山市现拥有 35 家医院、5 783 张医院床位。2019 年上半年地区生产总值达 231.56 亿元，增速 8.77 个百分点，排名省内第三名。但由于历史的原因，对健康城市的推进重视程度不够，财政投入不到位，致使人均床位数在 98 个地级市中排名倒数第二。石嘴山市在健康城市建设中存在的问题，正如 2019 年石嘴山市政府工作报告所指出的那样：“生态环境欠账多，环境保护和污染治理任务艰巨；城市活力不够，农村基础设施薄弱；教育、医疗、文化、公共交通等公共服务水平，与群众的要求还有一定差距；一些部门和干部担当作为不够，能力水平和作风状况不适应新时代发展要求。对这些问题,我们将高度重视,切实采取有效措施,认真加以解决。”

三、98个地级市健康环境指数得分和比较分析

(一)地级市健康环境指数得分及排序

2018年地级市健康环境指数得分最高为88.90,最低为63.34,最大差距分为25.56,各地平均值(标准值为100)为72.75分。(详见表4-3)

表4-3 2018年98个地级市健康环境指数得分及排序

排　名	地级市	健康环境指数得分	健康环境指数百分制得分
1	鄂尔多斯市	24.175 831 15	88.90
2	威海市	18.960 792 04	78.73
3	嘉峪关市	18.893 703 12	78.59
4	石嘴山市	18.750 989 51	78.30
5	廊坊市	18.689 127 24	78.17
6	金昌市	18.270 197 19	77.29
7	景德镇市	18.230 827 65	77.20
8	南通市	18.181 037 93	77.10
9	泰安市	18.022 727 95	76.76
10	三亚市	17.954 977 45	76.62
11	乌海市	17.910 142 90	76.52
12	珠海市	17.886 601 29	76.47
13	通辽市	17.840 752 53	76.37
14	中卫市	17.814 079 39	76.31
15	淄博市	17.695 401 47	76.06
16	防城港市	17.641 784 59	75.94
17	克拉玛依市	17.545 559 76	75.74
18	固原市	17.533 053 09	75.71
19	泉州市	17.163 412 06	74.91

续　表

排　名	地级市	健康环境指数得分	健康环境指数百分制得分
20	黄冈市	17.056 652 44	74.67
21	赤峰市	17.016 455 35	74.59
22	咸宁市	16.990 262 50	74.53
23	丽江市	16.981 459 84	74.51
24	漳州市	16.955 554 59	74.45
25	湘潭市	16.925 111 28	74.39
26	马鞍山市	16.863 294 93	74.25
27	扬州市	16.861 031 70	74.24
28	徐州市	16.826 472 10	74.17
29	芜湖市	16.727 415 06	73.95
30	吉安市	16.712 767 40	73.92
31	邯郸市	16.698 265 06	73.89
32	秦皇岛市	16.639 626 17	73.76
33	金华市	16.626 981 92	73.73
34	北海市	16.624 355 04	73.72
35	九江市	16.598 209 10	73.66
36	吴忠市	16.597 714 48	73.66
37	蚌埠市	16.586 333 18	73.64
38	连云港市	16.513 751 02	73.48
39	宜昌市	16.462 302 83	73.36
40	晋中市	16.439 406 67	73.31
41	包头市	16.376 748 61	73.17
42	佛山市	16.353 520 32	73.12
43	常德市	16.225 641 79	72.83
44	绍兴市	16.211 824 35	72.80
45	唐山市	16.204 321 94	72.78
46	淮南市	16.180 552 25	72.73

续　表

排　名	地级市	健康环境指数得分	健康环境指数百分制得分
47	柳州市	16.175 621 62	72.72
48	遵义市	16.172 169 27	72.71
49	安顺市	16.091 746 89	72.53
50	赣州市	16.089 898 39	72.53
51	莆田市	16.033 872 70	72.40
52	鹤壁市	16.026 040 96	72.38
53	绵阳市	16.019 574 54	72.37
54	温州市	16.002 424 67	72.33
55	保定市	15.992 487 43	72.31
56	岳阳市	15.905 667 11	72.11
57	大同市	15.839 555 02	71.96
58	桂林市	15.807 912 73	71.89
59	榆林市	15.779 791 65	71.82
60	张家界市	15.748 195 97	71.75
61	锦州市	15.703 372 45	71.65
62	玉溪市	15.698 094 42	71.64
63	攀枝花市	15.667 124 56	71.57
64	平顶山市	15.655 336 04	71.54
65	萍乡市	15.635 279 93	71.50
66	安阳市	15.633 297 74	71.49
67	宝鸡市	15.614 967 83	71.45
68	洛阳市	15.613 306 54	71.45
69	阳泉市	15.499 752 13	71.18
70	开封市	15.425 421 05	71.01
71	运城市	15.357 207 34	70.86
72	吉林市	15.340 006 55	70.82
73	德阳市	15.323 822 27	70.78

续　表

排　名	地级市	健康环境指数得分	健康环境指数百分制得分
74	铁岭市	15.286 050 35	70.69
75	益阳市	15.270 045 02	70.66
76	保山市	15.249 914 28	70.61
77	南充市	15.219 072 67	70.54
78	通化市	15.217 718 72	70.53
79	鞍山市	15.205 548 78	70.51
80	酒泉市	15.167 741 35	70.42
81	佳木斯市	15.097 775 47	70.26
82	辽源市	15.077 724 86	70.21
83	汕头市	15.023 938 36	70.08
84	普洱市	15.011 878 66	70.06
85	天水市	14.954 861 18	69.92
86	毕节市	14.946 835 60	69.90
87	临汾市	14.906 703 94	69.81
88	白银市	14.901 986 28	69.80
89	荆州市	14.785 303 56	69.52
90	延安市	14.708 055 49	69.34
91	曲靖市	14.455 136 42	68.74
92	铜川市	14.392 810 47	68.60
93	鸡西市	14.142 001 24	68.00
94	四平市	13.710 886 79	66.95
95	牡丹江市	13.621 335 48	66.73
96	齐齐哈尔市	13.527 483 30	66.50
97	六盘水市	13.505 702 41	66.45
98	白山市	12.272 027 61	63.34
	各地平均值	16.223 750 17	72.75
	百分标准值	30.587 990 30	100

（二）地级市健康环境指数得分前后五位排序

2018年中国城市健康环境指数共选取98个地级市作为观察和建模对象。从总体的排名情况来看，排名前五位的分别是：鄂尔多斯市88.90分、威海市78.73分、嘉峪关市78.59分、石嘴山市78.30分、廊坊市78.17分。排名后五位的分别是：四平市66.95分、牡丹江市66.73分、齐齐哈尔市66.50分、六盘水市66.45分、白山市63.34分。（详见图4-3）

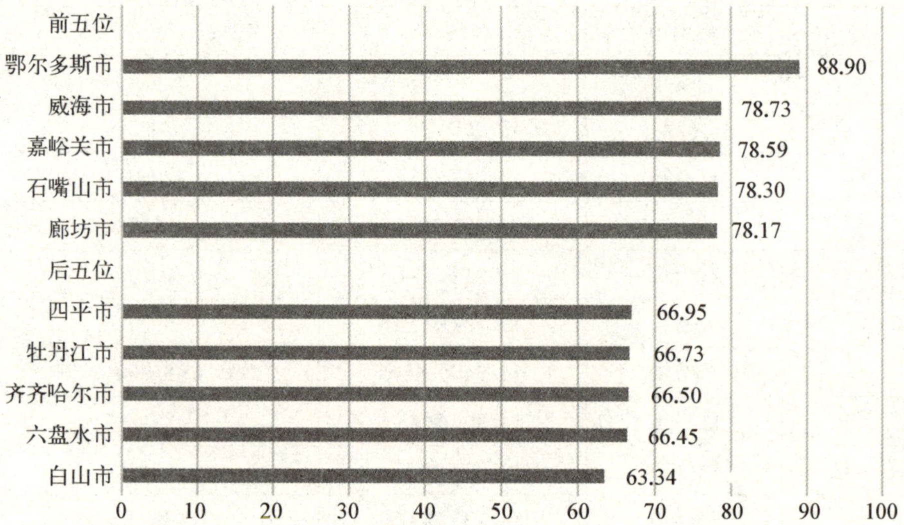

图4-3　2018年98个地级市健康环境指数前后五位得分及排序

（三）地级市健康环境指数综合分析

1. 威海市的主要经验和做法

排名第二的山东省威海市健康服务指数得分78.73，高于平均值5.98分，比排名末位的白山市高出15.39分。威海市是我国著名的旅游胜地，也是最早获得国家卫生城市称号的沿海城市，先后荣获国家卫生城市、国家园林城市、国家环境保护模范城市、国家生态园林城市、国家森林城市、中国十佳宜居城市、中国最具幸福感城市、大陆最佳地级城市等荣誉称号。近年来，威海市大力实施健康优先发展战略，着力打造卫生城市升级版，争当健康城市建设排头兵。2016年11月，威海市被全国爱国卫生运动委员会确定为全国健康城市建设首批试点城市。为建设健康威海，实现人民健康与经济社会协调发展，威海市制定了《威海市健康城市建设规划(2017—2020)》。在经济上，2019年威海市在全国百强城市中排行第52名，2018年全市生产总值3 850亿元，增长6.5个百分点左右。

总结近年来，威海市健康城市建设的经验和做法主要有：一是加大公共财政的投入，深入推进“城市双修”，开展扮绿城市、点亮夜景、疏解交通、修复疤痕和开发地下五大专项行动，积极创建国家生态园林城市；二是统筹“绿化、花化、彩化”，推进憩园修绿、空地植绿、河道护绿、见缝插绿和拆违补绿，加快主干路绿化景观升级，改造提升威海湾沿线公园的老旧设施，新建小游园32处，推进5处山体公园建设；三是实施威海湾—刘公岛亮化工程，优化威海湾沿线公园、商业建筑亮化设计，与现有设施环境提升相结合，打造“十里夜威海”美丽时尚海岸线。2018年威海荣获“健康中国年度标志城市”称号；到2020年，威海将建成国家首批“健康城市”。

2. *廊坊市的主要经验和做法*

排名第五的河北省廊坊市健康服务指数得分78.17，高于平均值5.42分，比排名末位的白山市高出14.83分。值得一提的是，2017年廊坊市排名为第49名，2018年整整提高了44名。廊坊市原是河北省的重点污染区，生态环境保护形势严峻，其中2015年全国338个地级市中有包括廊坊在内的29个城市发生了重度及以上污染情况，其中廊坊市污染最重，空气质量属严重污染，首要污染物为PM2.5，日均浓度为263微克/立方米，成为环保部重点整治督导的城市之一。从2015年起，廊坊市政府印发《廊坊市生态环境保护“十三五”规划》，规划提出：严格执行大气污染物特别排放限值，深化钢铁、水泥、电力、玻璃、石化等重点行业企业脱硫、脱硝、除尘治理设施提标改造；实施煤电升级改造行动计划，推行精细化管理，燃煤发电全部达到“近零排放”；减少二次颗粒物前体物的排放；加强重点行业污染治理，推进火电、钢铁、水泥、玻璃等重点行业和锅炉全面达标排放，全面实行在线监测。全市上下齐动员，打响生态环境保护战，取得了明显的成效。

廊坊市的主要经验和做法：

一是扎实推进蓝天、碧水、净土三大保卫战，持续强化大气污染综合治理，全面完成7.7万户“煤替代”扫尾工程，三年累计完成99万户，在全省率先实现农村地区散煤“清零”。

二是33台35蒸吨及以下燃煤锅炉淘汰任务全部完成，主城区实现超低排放集中供热全覆盖。动态排查整治“散乱污”企业1 788家，深度治理VOCs企业128家。推广新能源标准车4 819辆,完成省定任务的268%。主城区121家在建工地全部安装PM10在线监测设备。

三是着力推进水污染防治,全年新建12座城镇污水处理厂和8座园区污水处理厂,新增污水处理能力28.6万吨/日,其中5座达到京B标准。全市180条河渠纳入河长制管理。6条国省控重点河流7个考核断面中,5个消除劣Ⅴ类水质,超额完成国省下达年度目标任务。

四是扎实做好中央和省环保督察问题整改,强化与京津雄生态环境联建联防联治,全力建设京津走廊生态宜居城市。开展植树造林,建设生态家园,仅2018年就营造林107.89万亩,森林覆盖率达到32.22%,涌现出"千亩樱花海""万亩银杏林"等一批高水平景观项目。

五是深入推进区域大气环境治理和污染治理攻坚战。严格执行《打赢蓝天保卫战三年行动计划》和全力推进垃圾处理处置、固体废物污染防治、农村环境综合整治三大行动。进一步加强与京津雄在污染源治理、重污染天气应急响应等方面的协调联动,积极开展信息共享、联合执法,共同推动空气质量持续改善。2018年全市空气质量综合指数5.94,同比下降10.14个百分点,在169个国控重点城市中排倒数第39位,PM2.5平均浓度下降到52微克/立方米,为近年来最好水平,重污染天数12天,同比减少13天,优良天数222天,同比增加8天。

2018年以来廊坊市先后荣获全国绿化模范城市、国家园林城市、国家环保模范城、中国人居环境奖等荣誉。

3. 存在的主要问题和不足

排名末位的吉林省白山市健康服务指数得分63.34,低于平均值9.41分,比排名第一位的鄂尔多斯市低25.56分。白山市2017年排名第91位,2018年又下降了7位至垫底。2018年白山市实现生产总值349.36亿元,在全省9个地级市中排名第6位,属于欠发达地区,其中下属的靖宇县是国家级贫困县,截至2017年底,白山市城乡低保户数为9.59万户,低保人数13.17万人,占全市总人口的11.0%。2017年共发放低保资金4.72亿元。其中,纳入城市低保5.65万户,共计8.08万人,占全市城镇人口的9.1%。在健康环境整治方面,白山市的历史欠账较多,投入明显滞后。正如2018年白山市政府工作报告中所表示的:"城乡基础设施和人居环境依然薄弱,民生领域存在不少短板,脱贫攻坚任务艰巨;政府治理体系和治理能力与新时代新要求还不相适应,少数政府工作人员不想为、不会为、不敢为以及工作失职失责失察、不严不实不深不细等作风问题仍然存在。”

黑龙江省的牡丹江市和齐齐哈尔市，在健康环境指数得分方面，已连续两年在 98 个地级市中排名后五位。其中，牡丹江市健康服务指数得分 66.73，低于平均值 6.02 分，比排名第一位的鄂尔多斯市低 22.17 分。齐齐哈尔市健康服务指数得分 66.50，低于平均值 6.25 分，比排名第一位的鄂尔多斯市低 22.40 分。2018 年齐齐哈尔市以前所未有的决心和力度，深入开展蓝天、碧水、净土三大保卫战，以中央环保督察“回头看”反馈和群众反映的突出问题为镜鉴，举一反三，全面彻底排查，实施台账式整改，生态环境治理强力推进：取缔燃煤小锅炉 213 台，淘汰高污染排放车辆 2 705 台，新能源公交体系基本建成，全面实施秸秆禁烧，PM2.5 平均浓度 28 微克/立方米，优良天数达到 94.15%，空气质量明显提升；落实落靠河长湖长制，建立“一江十河”管护机制和乌裕尔河、双阳河流域生态补偿机制，全面开展清河行动，排查整改河湖问题 1 886 个，嫩江主城区段、劳动湖水生态修复工程加快推进，启动 14 个污水处理厂提标改造，浏园新水源建成投用，城区泄洪区污泥堆存、昊华电石渣堆场整改完成，红星垃圾场搬迁，昂昂溪纳污坑塘黑臭水体整治加快，城区污泥和餐厨垃圾处理项目建成运行，规模养殖场粪污处理设施配套率达 90%以上，影响水环境的突出问题得到有效遏制。但是，还存在不少问题，如同 2019 年齐齐哈尔市政府报告中指出的，注重“市场主体更多关注生产和经济利益，对生态环境保护重视不够”。2018 年牡丹江市污染防治攻坚战深入推进：开展“清零”行动，彻底取缔城区 10 蒸吨以下燃煤小锅炉，秸秆综合利用率、离田率分别达到 42%和 74.6%，市区空气优良天数增加 12 天；河长湖长制由全面建立转向初见成效，开展镜泊湖污染治理百日攻坚，拉开湖区污染治理序幕；实施农业“三减”、整治违法违规“大棚房”、治理水土流失，黑土地保护专项行动全面展开，餐厨废弃物处置项目投入运行，亿丰煤气等高污染企业和产能 15 万吨以下小煤矿全部关停，主要污染物减排指标达到省定标准。但是历史欠账仍然较多，反映在环境保护方面的问题，说明东北振兴还要走相当长的路。

四、98 个地级市健康保障指数得分和比较分析

（一）地级市健康保障指数得分及排序

2018 年地级市健康保障指数得分最高为 86.02，最低分为 44.91，最大差距

分为41.11,各地平均值(标准值为100)为60.05分。(详见表4-4)

表4-4 2018年98个地级市健康保障指数得分及排序

排名	地级市	健康保障指数得分	健康保障指数百分制得分
1	金华市	13.596 327 01	86.02
2	珠海市	13.408 904 70	85.42
3	温州市	12.075 633 67	81.06
4	绍兴市	11.560 281 87	79.32
5	鄂尔多斯市	11.451 116 99	78.94
6	佛山市	11.235 032 08	78.19
7	泉州市	10.123 752 63	74.22
8	南通市	9.555 403 114	72.11
9	黄冈市	9.464 181 259	71.77
10	漳州市	9.395 962 686	71.51
11	通化市	9.365 394 558	71.39
12	克拉玛依市	9.200 497 433	70.76
13	威海市	9.050 864 299	70.18
14	廊坊市	8.608 310 479	68.44
15	嘉峪关市	7.813 278 323	65.21
16	扬州市	7.732 399 878	64.87
17	马鞍山市	7.725 470 486	64.84
18	普洱市	7.574 375 861	64.20
19	湘潭市	7.552 455 837	64.11
20	包头市	7.548 829 190	64.09
21	芜湖市	7.544 646 270	64.08
22	三亚市	7.484 235 275	63.82
23	宜昌市	7.465 993 463	63.74
24	淄博市	7.344 980 089	63.22
25	德阳市	7.337 324 934	63.19
26	乌海市	7.325 840 939	63.14

续　表

排　名	地级市	健康保障指数得分	健康保障指数百分制得分
27	泰安市	7.268 240 964	62.89
28	榆林市	7.249 974 561	62.81
29	锦州市	7.236 483 915	62.75
30	九江市	7.197 118 702	62.58
31	唐山市	7.183 043 845	62.52
32	攀枝花市	7.155 441 366	62.40
33	吉安市	7.110 315 054	62.20
34	鞍山市	7.098 098 396	62.15
35	晋中市	7.071 393 307	62.03
36	景德镇市	6.969 372 466	61.58
37	蚌埠市	6.876 169 796	61.17
38	运城市	6.834 377 718	60.98
39	平顶山市	6.786 844 453	60.77
40	金昌市	6.758 768 460	60.65
41	荆州市	6.748 602 415	60.60
42	徐州市	6.741 918 604	60.57
43	桂林市	6.734 477 823	60.54
44	临汾市	6.709 450 983	60.42
45	牡丹江市	6.669 046 603	60.24
46	萍乡市	6.609 719 124	59.97
47	延安市	6.592 971 685	59.90
48	丽江市	6.549 217 961	59.70
49	岳阳市	6.486 148 995	59.41
50	安阳市	6.463 195 512	59.31
51	秦皇岛市	6.463 031 471	59.30
52	六盘水市	6.461 720 520	59.30
53	阳泉市	6.444 694 904	59.22

续 表

排 名	地级市	健康保障指数得分	健康保障指数百分制得分
54	柳州市	6.392 047 511	58.98
55	洛阳市	6.380 628 583	58.93
56	绵阳市	6.297 781 435	58.54
57	四平市	6.275 090 606	58.44
58	玉溪市	6.268 665 568	58.41
59	酒泉市	6.171 361 110	57.95
60	连云港市	6.168 512 939	57.94
61	常德市	6.064 753 680	57.45
62	通辽市	5.904 478 598	56.68
63	吉林市	5.821 499 833	56.28
64	莆田市	5.755 900 123	55.97
65	鹤壁市	5.718 572 048	55.78
66	北海市	5.710 701 138	55.75
67	遵义市	5.646 364 868	55.43
68	防城港市	5.639 155 951	55.40
69	咸宁市	5.573 926 528	55.07
70	宝鸡市	5.553 064 691	54.97
71	大同市	5.549 841 466	54.96
72	保定市	5.506 323 764	54.74
73	赤峰市	5.480 786 572	54.61
74	鸡西市	5.436 334 732	54.39
75	益阳市	5.332 269 484	53.87
76	白银市	5.261 201 260	53.51
77	吴忠市	5.190 961 884	53.15
78	赣州市	5.189 121 506	53.14
79	汕头市	5.165 246 623	53.02
80	邯郸市	5.128 698 271	52.83

续 表

排 名	地级市	健康保障指数得分	健康保障指数百分制得分
81	白山市	5.081 925 047	52.59
82	固原市	5.065 028 689	52.50
83	佳木斯市	5.009 752 082	52.21
84	辽源市	4.990 274 086	52.11
85	淮南市	4.937 889 058	51.84
86	铜川市	4.861 079 717	51.43
87	张家界市	4.777 877 476	50.99
88	南充市	4.774 442 770	50.97
89	铁岭市	4.730 423 873	50.74
90	开封市	4.709 523 950	50.62
91	曲靖市	4.699 993 898	50.57
92	毕节市	4.636 219 950	50.23
93	保山市	4.519 996 034	49.60
94	齐齐哈尔市	4.517 549 350	49.58
95	安顺市	4.466 111 772	49.30
96	中卫市	4.343 078 053	48.62
97	石嘴山市	3.986 233 746	46.58
98	天水市	3.706 771 424	44.91
	各地平均值	6.749 069 333	60.05
	百分标准值	18.376 201 49	100

(二) 地级市健康保障指数得分前后五位排序

2018 年中国城市健康保障指数共选取 98 个地级市作为观察和建模对象。从总体的排名情况来看，排名前五位的分别是：金华市 86.02 分、珠海市 85.42 分、温州市 81.06 分、绍兴市 79.32 分、鄂尔多斯市 78.94 分。排名后五位的分别是：齐齐哈尔市 49.58 分、安顺市 49.30 分、中卫市 48.62 分、石嘴山市 46.58 分、天水市 44.91 分。(详见图 4 - 4)

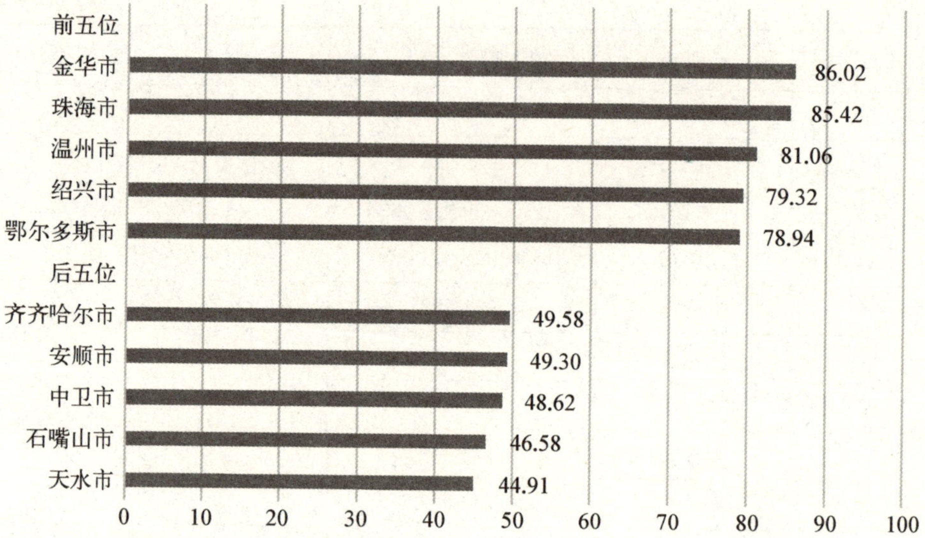

图 4－4　2018 年 98 个地级市健康保障指数前后五位得分及排序

（三）地级市健康保障指数综合分析

1. 金华的主要经验和做法

排名第一的浙江省金华市健康保障指数得分 86.02，高于平均值 25.97 分，比排名末位的天水市高出 41.11 分。2018 年金华市实现地区生产总值 4 100 亿元，增长 5.5 个百分点，在全省 11 个地级市中排名第七位。金华市大力推动创建全国文明城市，先后荣获国家森林城市、国家卫生城市、中国特色魅力城市等。

金华市在健康城市建设方面的主要经验：

一是全面推进城市环境“十大整治行动”和精神文明建设“十大提升行动”。落实《金华市城市市容与环境卫生管理规定》，完成拆违 2 133 万平方米、“三改”3 193 万平方米。实施《金华市农村生活垃圾分类管理条例》，推进小城市试点、小城镇环境综合整治、农村人居环境整治工作，省级湿地公园实现县市全覆盖，环境面貌焕然一新。

二是推进“六医统筹”，完善社保制度。开展门诊“按人头付费”改革，实现基本医保全市统筹。全面推行“病组点数法”支付方式改革、“选缴保费法”大病保险制度，公立医院综合改革获国务院通报表彰。

三是推进“互联网＋医疗医保”，实现县域医共体全覆盖，村卫生室规范化率

40%。加强传染病防控、慢性病防治、妇幼健康服务。市人民医院新院区投入使用。建设浙中西部宜养中心。推进居家养老服务提质增效,加强失能失智老人照护和农村留守老人关爱服务。深化医养护一体化养老改革,力争 65 岁以上老人健康管理率达到 67%。

2. 温州的主要经验和做法

排名第三的浙江省温州市健康保障指数得分 81.06,高于平均值 21.01 分,比排名末位的天水市高出 36.15 分。较 2017 年温州市的健康保障指数排名上升了 1 位。2018 年温州市实现地区生产总值 6 006.2 亿元,增长 7.8 个百分点,在全省 11 个地级市中排名第三位,仅次于杭州市和宁波市。近年来温州市在推进健康城市建设中,按照《健康温州行动计划(2018—2020 年)》,完善城市基础设施建设,提高城市管理水平,改善人居环境,巩固国家卫生城市成果,力争在 2020 年主要健康指标达到高收入国家水平,其中市辖区达到全国中心城市健康整体水平。

在加强健康保障方面,其主要经验和做法:

一是健全完善全覆盖、保基本、可持续的社保体系,推进灵活就业人员等群体参保扩面。完善多元化社会救助机制,逐步提高最低生活保障水平,建成示范型居家养老服务中心 35 个,新增养老机构床位 5 000 张。

二是探索康养联合体建设,加强失能失智老人照护和留守老人关爱服务。提升助残服务能力,建设一批规范化残疾人庇护中心。

三是深化公立医院改革,加强全科医生队伍建设,确保每个县建成医共体,新改扩建乡镇(社区)卫生院 25 个。提升大病保障精准度,实现大病保险统筹、基本医保制度纵向统一。将高血压、糖尿病等 12 种常见慢性病纳入城乡居民门诊规定病种范围。加快市康复医院建设。深化医保支付方式改革。

3. 存在的主要问题和不足

值得一提的是 2018 年排名第 47 位的陕西省延安市,较 2017 年的健康保障指数排名(第六位)下降 41 位。同时从 2018 年健康综合指数来看,2018 年为第 48 名,比 2017 年下降了 37 位,落差之大值得我们深思。2018 年延安全市完成生产总值 1 558.9 亿元,增长 9.1 个百分点,地方财政收入 148.3 亿元,增长 5.6 个百分点,是继 2007 年以来首次超过全省平均水平,一举扭转连续九年全省垫底的被动局面。这说明延安在经济发展的同时没有实现与社会同步发展,对民生的保障投入不多,正如 2018 年延安市政府报告中所指出的那样:“区域、城乡发展不平衡，基础保障能力有待提高；教育、养老等公共服务供给不充分，一些民生实事推进不够理想。”

五、对加快推进地级市健康城市建设的研究和思考

2016 年 10 月，中共中央、国务院印发《“健康中国 2030”规划纲要》；2019 年 7 月 15 日，《国务院关于实施健康中国行动的意见》印发，在国家层面成立健康中国行动推进委员会，制定印发了《健康中国行动(2019—2030 年)》。作为国家战略，我国健康城市建设受到各省市自治区的高度重视，尤其是地级市健康城市建设的成效最为显著，促进了广大人民群众的身心健康。

（一）“健康中国行动”应以地级市为重心

中国城镇化和城市发展不仅刷新了人类对城市化和城市发展的认知，也刷新了对城市带动国家崛起作用的认知。中国城市化和城市崛起不仅彻底改变了中国，也深刻改变了世界。中国告别乡村中国，迈入城市中国，重塑了世界城市体系。新中国成立之初，中国有 132 个城市，城市数量缓慢增加，直至 1978 年改革开放全国也仅有 193 个城市。改革开放后，我国城市数量猛增、规模扩张。我国城镇依次经历了 1978 年至 1992 年的数量扩张期和 1993 年至 2013 年的规模扩张期。截至 2018 年底，中国城市数量涨至 672 个，其中有 338 个地级市。在 338 个地级市中，其中有 270 个地级市的地域面积和人口规模，在全国占有举足轻重的地位。按面积算：中国最大地级市是内蒙古的呼伦贝尔市，面积 26 万平方千米；中国最小地级市是安徽的铜陵市，面积 1 113 平方千米。按人口算：安徽的阜阳是全国人口最多的地级市，有 1 300 万人口；人口最少的地级市是嘉峪关市，人口 16 万。

党的十八大提出“走中国特色新型城镇化道路”，城镇化进入以人为本、规模和质量并重的新阶段。其中，338 个地级市在现代化建设中扮演着重要的角色。为此，要实现我国人民健康水平显著提高，主要健康指标优于中高收入国家平均水平，引领近 14 亿人民共建共享健康中国，都需要以地级市为主。

（二）地级市是工业化和现代化的重要引擎

目前我国中小城市是推动高质量发展的重要力量，是实现全面小康的战略

支点。截至 2018 年底，全国共有中小城市（广义范围，包括含乡镇的市辖区）2 809 个，中小城市直接影响和辐射的区域，行政区面积达 934 万平方千米，占国土面积的 97.3%；总人口达 11.81 亿，占全国总人口的 84.66%；经济总量达 76.43 万亿元，占全国经济总量的 84.89%。

改革开放以来，城市经济总量快速增加，城市越来越现代化，越来越和谐宜居，富有生命力。据统计，2017 年 338 个地级市实现地区生产总值 52.1 万亿元，占全国的 63.48%。近年来，京津冀、长三角和粤港澳大湾区三大城市群建设加快推进，中心城市和城市群成为承载发展要素的主要空间，成为我国参与国际经济合作与竞争的主要平台，其中地级市扮演着重要的角色。根据中国社会科学院财经战略研究院最新发布的《中国城市竞争力报告》，新中国成立 70 年来经济社会发展最成功的 70 个城市，是以《中国城市统计年鉴》公布的中国境内 289 个地级市为基础，选出了过去 70 年人口密度增量和经济密度增量前 120 名的城市。在此基础上，参考国家发改委的资源型城市名单，删除人口密度增量或经济密度增量小于零的资源型城市，选出综合排名前 70 名的城市。这 70 个城市中地级市有唐山、廊坊、包头、苏州、无锡、常州、温州、绍兴、南通、嘉兴、镇江、台州、扬州、湖州、徐州、连云港、芜湖、烟台、马鞍山、珠海、汕头、佛山、泉州、中山、东莞、惠州、江门、潍坊、柳州、淄博、威海、三亚、宜昌、襄阳、咸阳、株洲共 36 个城市，比重达到 50%。由此可见，地级市的雄厚财力为推进健康城市建设提供有力的支撑和保证。

（三）地级市评价健康城市样本需要进一步科学和完善

科学样本选择的基本要求是遵循以下基本原则：一是明确规定总体，要从内涵与外延两方面明确总体界限和研究的目的；二是取样的随机性，要尽可能使每个被抽取的个体具有均等的机会，也就是说使被抽取的任何个体与个体之间彼此独立；三是取样强调代表性，尽可能使抽取的样本代表总体；四是抽取样本容量合理，要科学地确定样本的大小，既要满足统计学上的要求，又要考虑实际上收集资料的可能性，并使误差减到最低限度。

上海师范大学都市文化研究中心和上海华夏社会发展研究院连续三年来进行的 2016 年至 2018 年中国健康城市研究报告，从选择的地级市样本来说，基本遵循了以上四项基本原则，其研究报告的统计分析水平和研究报告的权威性受到国家有关部门的认可。但现有选择的地级市样本也有值得改进和完善的空间。本研究报告的地级市样本共有98个地级市，在国家课题组选择的289个地级市中的比重是34%。但样本量的科学性不是样本量的大小，不取决于总体的多少，其样本量的公式为$n=C^2\sigma^2/p^2$，即取决于：研究对象的变化程度；所要求或允许的误差大小（即精度要求）和推断的置信程度。

目前，选择的98个地级市的样本代表性还不够强，其不足主要体现在以下几个方面：一是西藏自治区是空白，没有一个西藏的地级市，没有做到覆盖全国；二是现有的98个地级市中，没有占地面积最大的呼伦贝尔市和城市人口最多的安阳市；三是98个地级市中经济实力强的城市不多，特别是长三角地区产值超千亿元的苏州、无锡和常州都不在样本中。

第五章　新时代健康城市建设案例分析研究

建设健康城市，是在20世纪面对城市化问题给人类健康带来挑战而倡导的一项全球性行动战略。“健康城市”这一概念是在20世纪90年代初引入我国的，其意义已超越了“田园城市”“生态城市”和“卫生城市”，它带给我们的是一种全新的、综合的、多维的视角。在健康城市理念引导下，人们对城市的理解更趋合理化、明晰化。新时代我国健康城市建设已经取得了一定的成果，其中也涌现出了较多的优秀健康城市建设案例，对于这些城市的研究能够对我国健康城市全面协调发展起到一定的借鉴意义。

一、综合指数：省会城市、计划单列市、地级市研究分析

（一）健康城市建设概况

总体而言，2018年健康城市的数据相比2017年变化较大，中西部地区城市进步较大，沿海经济发达地区在部分健康指标上优势也更加明显。

从健康城市综合指标上看：广州、深圳、鄂尔多斯分别是省会、计划单列市、地级市健康城市指数排名第一。健康城市综合指标排名产生较大的变化，如省会城市中，福州一直是居于领先地位，但2018年广州一跃成为省会城市中的领先者，福州反而下降到排名第九；中部城市郑州、成都、长沙、合肥排名均在前十，成为中部地区健康城市的引领者。

从健康服务指数上看：郑州、青岛、黄冈分别是省会、计划单列市、地级市健康城市指数排名第一。值得关注的是健康服务指数中排名靠前的城市均是中西部地区城市，如2018年地级市健康服务指数得分前五的分别是黄冈、运城、鄂尔多斯、普洱、榆林，这说明健康服务与城市经济发展水平联系并不紧密。从具体

数据分析发现，地级市之间健康服务指数得分差距较大，如得分第一的黄冈为88.78分，得分最低的汕头市仅仅只有19.01分，这也从侧面反映出地级市之间在具体健康服务建设上存在一定的差距。

从健康环境指数上看：广州、青岛、鄂尔多斯分别是省会、计划单列市、地级市健康城市指数排名第一。从健康环境指数的具体城市得分中可以发现，同一等级的城市得分差距呈现缩小的趋势，如省会城市中健康环境最高得分为广州80.40分，最低得分为哈尔滨市74.09分，26个省会城市得分仅仅相差6.31分，这说明我国城市健康治理整体成效较为明显。

从健康保障指数上看：杭州、深圳、金华分别是省会、计划单列市、地级市健康城市指数排名第一。健康保障指数的三级指标主要与当地经济发展状况有关，人均可支配收入在指标中占有较大的比重，因而从三个排名第一的城市所处的区域也可以明显发现，沿海城市在健康保障指标上显然更具优势，比如省会城市中健康保障水平排名靠前的杭州和广州，健康保障指数远高于其他省会城市，排名后五位的省会城市也都是经济基础相对较差的城市。

（二）率先改革优化，完善流动人口保障体系——省会城市广州的主要经验

作为国家中心城市、超大城市，国务院批复确定的中国重要的中心城市、国际商贸中心和综合交通枢纽，珠三角国家自主创新示范区的龙头城市，广州的健康城市建设一直保持较高水平，近年来稳步上升，其中社会保障体系建设较为成熟，已经成为人口流入地区的学习样本。

1. 广州健康城市指数概况

健康城市综合指数领先。广州2017年健康城市综合指数排名第九，2018年广州突然上升至第一，超过近年来一直排名第一的福州，值得关注的是两者排名刚好相反，2017年福州排名第一，广州排名第九，到了2018年，福州却下降到第九。这从侧面反映了长三角和珠三角地区对于健康城市相关政策的敏感度较高，并迅速作出反应，因而广州、杭州、南京等城市在2018年排名均有较大的上升。（详见表5-1）

健康服务指数较弱。2018年广州健康服务指数可以说排名非常低，26个省会城市中排名第23，是排名倒数五个城市之一。深入研究发现，出现这一现象的原因是广州人口基数较大，单从数量上看，广州医院数、执业（助理）医师数、医

表 5-1　广州近年来健康城市综合指数排名情况

年　份	排　名	健康城市综合指数得分	健康城市综合指数百分制得分
2017	9	10.814 512 51	66.6
2018	1	26.764 607 74	83.89

疗卫生机构注册护士数都不算太低，但人均指数相比较而言相差巨大。比如广州作为一个户籍人口为 898 万人的特大型城市，医院数只有 243 个，对比长沙，长沙户籍人口 709 万人，医院数量却是 287 个，人口比广州少，医院数量却要多于广州，所以广州每万人口医院数量相对较低。

健康保障指数稳定。连续两年健康保障指数排名前两位的分别是杭州和广州。广州作为世界一线城市，人口年龄老化，已进入深度老龄化社会，导致养老压力逐年增加，为了加快粤港澳大湾区建设，广州加大对健康保障的投入，使人民的健康保障水平得到不断改善，幸福感指数逐年提高。

健康环境指数进步明显。2017 年广州健康环境指数排名第六，2018 年排名第一，可以说是较大进步。从 2018 年健康环境指数得分差距来看，前五名城市得分差距较小，排名第五的合肥仅仅与广州相差 0.87 分，这说明广州健康城市指数虽进步明显，但优势不明显。（详见表 5-2）

表 5-2　2018 年 26 个省会城市健康环境指数前五位得分及排序

排　名	省会城市	健康环境指数得分	健康环境指数百分制得分
1	广州市	40.471 515 90	80.40
2	呼和浩特市	40.216 574 57	80.15
3	银川市	40.051 048 52	79.99
4	南京市	39.837 329 54	79.77
5	合肥市	39.594 848 56	79.53

综合比较分析发现，广州 2018 年健康城市综合指数排名第一，其中健康保障和健康环境指数评估结果都较为理想，但广州的健康服务指数排名相对较低，这与广州人口基数较大有密切的关系，尽管政府财力投入较大，但仍然解决不了供求不平衡的问题。当前，广州健康服务还需要通过政策的扶持，引进社会投资满足人民日益增长的需求。

2. 广州健康城市建设主要特点

广州健康城市建设得力于健康保障指数较高。广州的社会保障体系的特点是保障水平高、覆盖面广，其中值得学习的是广州对于外来务工人员的保障体系建设。作为我国改革开放的最前沿城市之一、珠三角经济带核心城市，广州成了邻近地区甚至是全国外来务工人员的首选城市之一。据统计，2018 年末，广州市常住人口 1 449.84 万人，城镇化率为 86.14%。年末户籍人口 897.87 万人，城镇化率为 79.69%；全年户籍出生人口 20.10 万人，出生率 22.7‰。[①] 但实际广州人口数据较难统计。随着广州城市建成区面积的扩大、人口政策的逐步放宽，广州对流动人口一直保持强大的吸引力，且人口流动率较高。广州市对于外来务工人员尤其是新生代农民工的社会保障问题的探索一直走在全国前列，具有较强的借鉴意义。

一是保证外来务工人员社保权益。广州市政府在促进外来务工人员参加社会保险方面做出了积极的努力，也确实提高了外来务工人员的社会保险缴纳水平。由于去广州务工人员学历层次相对较低，城市归属感较低，很多人都抱有短期发展的想法，加上对社会保险的认识不够，大批外来务工人员对于社会保险缴纳持有消极态度。虽然广州市规定，企业应替职工缴纳社会保险，广州对于社会保险缴纳的管理也较为严格，但外来务工人员退保想法仍较强，尤其是养老保险的缴纳，大量外来务工人员因工作频繁流动而出现反复参保、退保、再参保、再退保的现象，这严重影响了外来务工人员参加养老保险的积极性，损害了外来务工人员自身社保权益。为维护农民工的社保权益，广州市决定明确外来务工人员即使在中断就业或返乡后没有继续缴费的情况下，其原参保地的社保机构将为其保留养老保险关系，并可累计缴费年限，符合待遇领取的条件下享受与城镇职工同等的养老待遇，保证外来务工人员跨省流动并在城镇就业时基本养老保险关系能顺畅转移接续。

二是消除对外来务工人员的就业歧视。广州市社保目前将外来务工人员纳入城镇职工社会保险制度，没有单独建立社会保险。社保政策对于外来务工人员和本地城镇职工采取的是一视同仁、无差别待遇的态度，外来务工人员与城镇职工同等缴费，缴费基数和缴费比例都采取同一标准，且享受同等社保待遇，农

① 黄浦观察：《最新报告首次承认：广州实际人口超 2 000 万　未来面临 3 大挑战》，广州乐居网，2018 年 8 月 13 日，https：//gz.leju.com/news/2018－08－13/08056434560403686342732.shtml。

民工与城镇职工一样须参加城镇职工养老保险、失业保险、医疗保险、工伤保险和生育保险五个险种。

三是提高外来务工人员社会保险认知。多数外来务工人员在外出务工时看重的是实际到手的工资金额，而忽视社会保险的缴纳，尤其是养老保险。养老保险缴纳周期过长，且缴纳金额占工资收入比例较高，容易形成企业不支持，外来务工人员也不领情的尴尬局面。针对这一情况，广州市制定政策，积极引导，通过宣传和鼓励多措施来提高外来务工人员对于社会保险的认知，2014 年广州市出台《广州市城乡居民基本养老保险实施办法》等政策，调动外来务工人员参保积极性。

(三) 创新合作制度，打造健康城市先行示范区——计划单列市深圳的主要经验和做法

深圳地处珠江三角洲前沿，是连接香港和内地的纽带和桥梁，经过 40 年的改革开放，已成为全球最引人注目的经济特区，在全世界 4 000 多个经济特区中，成功典范莫过于“深圳奇迹”。2019 年国家正式出台了粤港澳大湾区的相关规划，明确了深圳是粤港澳大湾区的“核心引擎”，并且提出了将深圳建设成为中国特色社会主义先行示范区的决定，这意味着深圳将在地区发展中发挥更大的作用，同时也要承担更多的城市建设责任。2018 年，深圳市被评为“健康中国年度标志城市”。

1. 深圳健康城市指数概况

深圳近几年在计划单列市中健康城市综合指数一直排名第一，对比 5 个计划单列市，深圳具有较大的优势。2018 年深圳是唯一一个健康城市指数得分超过 80 的计划单列市，比第二名宁波高出 6.98 分，可以说具有较大的领先优势。

健康服务指数、健康环境指数一般。虽然深圳健康城市综合指数表现优秀，但出乎意料的是在健康服务指数、健康环境指数上均表现一般，仅仅排名第三。健康服务指数以 19.23 分落后于排名第一的青岛市，差距非常大，原因在于深圳医院数量、病床数量、医疗卫生机构注册护士数等指标数量都偏低，而户籍人口有 435 万，由此可以反映出深圳基础医疗卫生设施还达不到当前先行示范区的标准。健康环境指数差距较小，仅比排名第一的青岛低 0.79 分，其中城市市容环境卫生建设投资额 1 657 万元，在计划单列市中靠后，但城市道路清扫保洁面积排在首位。

健康保障指数优势领先。深圳健康保障指数可谓一枝独秀，以较大的优势领先于计划单列市，比排名最后的大连市要高出 26.19 分。深圳可以在健康城市综合排名中领先，也是与健康保障各指标均领先密切相关。

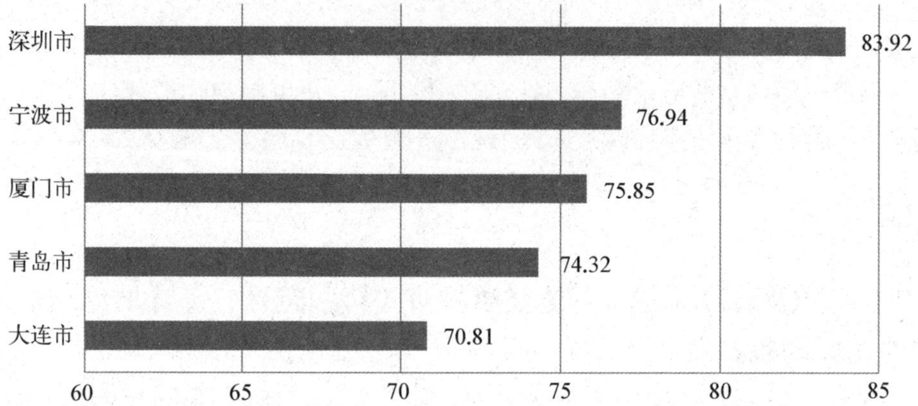

图 5-1　2018 年 5 个计划单列市健康保障指数得分及排序

2. 深圳健康城市建设主要特点

从 2019 年 2 月国家发布《粤港澳大湾区发展规划纲要》，到 2019 年 8 月出台《关于支持深圳建设中国特色社会主义先行示范区的意见》，深圳的城市发展迎来里程碑时刻，国家对深圳的定位发生了飞跃，即建成具有全球影响力的创新、创业、创意之都，《意见》比《纲要》多了“创新”这个要素，使得深圳的形象更加立体、饱满。

(1) 社会主义先行示范区

《关于支持深圳建设中国特色社会主义先行示范区的意见》发布，强调了深圳的战略定位，并提出到 2025 年，深圳经济实力、发展质量跻身全球城市前列，研发投入强度、产业创新能力世界一流，文化软实力大幅提升，公共服务水平和生态环境质量达到国际先进水平，建成现代化国际化创新型城市。从《意见》中可以明显发现，深圳将继续发挥其创新优势，并建成具有全球影响力的创新、创业、创意之都，成为我国建设社会主义现代化强国的城市范例。由此可见，以创新为引领，在健康城市建设过程中将创新能力作为核心发展动力将是今后深圳健康城市的特征。

(2) 创新发展引领区

深圳从“先行先试”到如今的“中国特色社会主义先行示范区”，既是发展中“量”的积淀，更是深圳在更高起点、更高层次、更高目标上推进改革开放，努力在新时代开创新局面、再创新优势、铸就新辉煌“质”的飞跃。深圳近年来的创新能力已经居于前列，强化健康科技创新支撑，率先建立与社会主义市场经济体制相适应，符合科技发展规律的现代科技体制，提升核心技术自主创新能力，支撑经济发展转型升级，支撑社会管理不断创新，支撑民生幸福水平提高，支撑城市生态文明进步，使创新驱动成为推动经济社会发展的核心动力，当好推动科学发展、促进社会和谐的排头兵，实现有质量的稳定增长、可持续的全面发展。

（3）生态保护制度创新

“绿”，是深圳城市的追求，更是全面建成小康社会的新目标。近年来，深圳市在大力发展经济的同时，一直加强生态环境保护。2005 年，深圳将 49%的土地划入基本生态控制线。2006 年起，深圳市发布了《生态市建设规划》《关于加强环境保护建设生态市的决定》等一系列文件和方案。近年来，又结合国家生态保护红线划定工作要求，推动生态线规范化、精细化管理。深圳的绿色成就被国内外所广泛认可，2017 年被誉为植物科学界“奥林匹克”的第 19 届国际植物学大会在深圳举办，充分彰显了深圳绿色发展的成就。

（四）维护生态环境，积极推进生态文明示范区建设——地级市鄂尔多斯市的主要经验和做法

鄂尔多斯是内蒙古资源型城市，经济实力一度较强。“鄂尔多斯绿”，一种令人瞩目的色彩。经过多年努力，鄂尔多斯成为生态文明建设的前沿阵地，一项项殊荣接踵而至：全国绿化模范城市、国家园林城市、国家森林城市、首批国家生态文明先行示范区、国家工业固废综合利用示范基地、国家首批战略环评示范城市、自治区碳排放权交易试点地区等。古老神奇又充满活力的鄂尔多斯彰显着生态、健康、智慧，宜居、宜业、宜游的魅力。2018 年鄂尔多斯市被评为“健康中国年度标志城市”。

1. 鄂尔多斯健康城市建设指数概况

鄂尔多斯健康城市指数综合得分近年来呈现稳步上升的趋势，2017 年鄂尔多斯排名第五，2018 年排名第一，上升较为明显，并具有一定的领先优势。98 个地级市中，健康城市综合指数得分超过 80 的仅有鄂尔多斯、黄冈、金华。

健康服务指数有一定优势。2018 年，健康服务指数中，鄂尔多斯排名第三，虽然从排名上来看，鄂尔多斯排名靠前，但从具体得分数据来看，鄂尔多斯与排名第一的黄冈市得分相差 13.62 分，但鄂尔多斯比排名第四的普洱市高出 7.36

分，这表明在健康服务指数上，排名靠前的地级市得分差距较大，并不是因为地区差异，主要还是与地级市政府对健康服务建设的重视程度密切相关。

健康环境指数优势明显。2018年，鄂尔多斯健康环境指数排名第一，而且领先优势明显，以10.17分的巨大优势领先第二名威海市。2017年鄂尔多斯健康环境指数排名第三，且与排名第一的珠海得分差距较小，2018年鄂尔多斯却以相当大的优势在地级市中脱颖而出。

健康保障指数排名前五。2018年地级市健康保障指数得分排名前五的城市分别是：金华市、珠海市、温州市、绍兴市、鄂尔多斯市。可以发现排名前四的城市全都是东南沿海经济较为发达的地级市，只有鄂尔多斯作为一个中西部地区的城市跻身于前五。鄂尔多斯是一个人口只有161万的城市，但人均公共财政预算支出达到29 402.12元，这一数据在98个地级市中仅仅低于珠海；城镇居民人均可支配收入43 559元也远远高于其他地级市，农村居民人均可支配收入也处于较高水平。城镇职工基本养老保险参保人数等指数虽并不靠前，但这是由于鄂尔多斯城市户籍人口较少。由此可以发现，鄂尔多斯在中西部地区人均收入水平较高，社保覆盖面也相对较高。

2. 鄂尔多斯健康城市建设的主要特点

从鄂尔多斯健康城市二级指标的研究发现，鄂尔多斯健康城市综合指标排名第一，主要是由于其健康环境指数领先优势明显。近年来，鄂尔多斯重视生态环境建设，积极推进生态文明先行示范区建设，取得了显著成效，完成水土流失综合治理1 027万亩，完成林业生态建设1 005万亩，生态自然恢复区2万平方千米，森林覆盖率达26.5%，比五年前提高3.5个百分点，植被覆盖率稳定在70%以上，使得空气质量优良率达83.4%，成功创建全国绿化模范城市、国家森林城市。在《鄂尔多斯市健康城市建设工作计划(2017—2020年)的通知》中，鄂尔多斯将建成社会和谐、环境友好、安全宜居、人群健康的健康城市示范区作为该市健康城市建设的目标。巩固提升国家园林城市、国家环保模范城市创建成果，深入推进城市精细化治理工作，保护好“生态带”，保障区域生态环境安全，全面改善区域环境，显著提升城市环境生活品质，持续推进“品质鄂尔多斯”建设。

一是由漫漫黄沙到绿色重生。鄂尔多斯地处内蒙古，自然气候干旱，生态环境总体较为脆弱，8.7万平方千米的土地上，85%为沙漠化土地。改革初期由于未能形成对鄂尔多斯自然环境的保护，一段时间内鄂尔多斯自然环境遭受到了较为严重的破坏，这使得鄂尔多斯自然环境更脆弱，随着近年来鄂尔多斯经济转型以及对于生态维护意识的提高，鄂尔多斯率先推行禁牧、休牧、划区轮牧；2007年“三区规划”集中发展，目前已建成生态自然恢复区2万多平方千米，形成了独具特色的“鄂尔多斯生态模式”。曾经肆虐的沙漠在一步步退却，沙漠化和水土流失面积已经实现了“双减少”，沙害基本消失，沙漠趋于稳定，鄂尔多斯生态状况基本摆脱了长期以来恶化—治理—再恶化—再治理的困扰，实现了由严重恶化到整体遏制、大为改善的历史性转变。目前，全市植被覆盖率由2000年的30%提高到70%以上，森林覆盖率由12%提高到26.7%。一个美丽的鄂尔多斯再现在世人面前。

二是由防沙治沙到创造价值。全国八大沙漠之一的库布齐沙漠和四大沙地之一的毛乌素沙地都在鄂尔多斯，鄂尔多斯因地施策，坚持“生态建设产业化、产业发展生态化”的发展思路，在大力开展生态建设的同时，延长林沙产业链条，促进林沙产业发展，形成了“五化”（林板一体化、林纸一体化、林饲一体化、林能一体化、林景一体化）、“三品”（饮品、药品、化妆品）的总体格局，初步构建起以人造板、造纸、生物质发电、饲料、食品、药品、化妆品加工和生态旅游为主的林业产业体系。林沙产业已形成巨大生态效益、经济效益和社会效益。目前，甘草制药项目带动农牧民种植甘草近105万亩，沙棘产业化项目带动农牧民治理础砂岩59万亩，全市林沙产业产值达到了22.5亿元。建成了林沙产业原料林基地2 900万亩，拥有规模以上林沙企业20家，打造了响沙湾、恩格贝、巴图湾、七星湖等一批生态旅游景区。

二、维度指标：省会城市、计划单列市、地级市研究分析

（一）积极推进“健康郑州”建设，不断提高市民健康水平——郑州健康服务指数第一

郑州位于我国中部地区，是河南省省会，也是我国中部地区的重要中心城市，由于其独特的地理位置，成为我国中部地区重要的交通枢纽城市，2018年郑州经济总量突破万亿元。郑州作为河南省的省会城市，之前经济发展表现一般，由于其地理、自然和人文环境基础较好，近年来国家不断加强对郑州的支持和重视，2017年《促进中部地区崛起“十三五”规划》中提出将郑州和武汉作为国家中心城市建设，2018年《中共中央国务院关于建立更加有效的区域协调发展新机制的意见》中将郑州作为12个重点城市之一。

1. 郑州健康城市指数概况

从近几年的发展轨迹来看，郑州作为中部新兴城市，经济实力不算靠前，但在健康城市建设上却表现突出，远超同样的中部中心城市武汉。郑州健康城市建设的经验研究对于中西部地区有着较为深远的借鉴意义。

纵向对比来看，2018年省会城市健康城市综合指数结果显示郑州出现了一定程度的下滑，2015年和2017年均在前三名之列，2018年跌出了前五，排名第六；虽然排名有所下降，但2018年郑州得分已经高出2017年4.06分。从总体来看，郑州健康城市建设仍处于上升态势。横向对比来看，排在郑州前面的分别是广州、杭州、长沙、南京、成都，这五个城市之中得分较高的是广州和杭州，都在80分以上，郑州得分为75.52，与排名第一的广州相差8.37分，而与排名第十的武汉相比却仅仅相差1.42分。由此可见，郑州虽然在健康城市建设上保持上升趋势，但和沿海省会城市相比差距仍比较大。（详见表5-3、表5-4）

表5-3　2018年26个省会城市健康城市综合指数得分前十位得分及排序

排　名	省会城市	健康城市综合指数得分	健康城市综合指数百分制得分
1	广州市	26.764 607 74	83.89
2	杭州市	25.831 754 86	82.42
3	长沙市	23.337 453 80	78.34
4	南京市	22.822 957 83	77.47
5	成都市	22.500 924 99	76.92
6	郑州市	21.690 686 93	75.52
7	银川市	21.194 022 79	74.65
8	合肥市	21.166 397 98	74.61
9	福州市	21.000 603 41	74.31
10	武汉市	20.877 695 25	74.10

表5-4　郑州近年来健康城市综合指数排名情况

排　名	年　份	健康城市综合指数得分	健康城市综合指数百分制得分
3	2015	12.003 060 33	70.16
2	2017	12.451 32	71.46
6	2018	21.690 686 93	75.52

虽然健康综合指数排名有所下滑，但郑州的健康服务指数名列第一，并将健康城市建设定位为城市发展战略之一。多年来，郑州贯彻落实中共中央、国务院颁布的《"健康中国 2030"规划纲要》和全国爱国卫生运动委员会《关于开展健康城市健康村镇建设的指导意见》精神，积极推进"健康郑州"建设，不断提高市民健康水平，助力郑州建设国家中心城市，以满足全市人民对美好生活目标的愿望和追求。

2. 郑州健康服务建设的主要特色

从 2018 年 26 个省会城市的健康服务指数得分来看，最高得分是郑州市 87.83 分，从图 5－2 中也可以发现，郑州健康服务指数要高出排名第二的长沙市 5.54 分，可以说是较有优势的领先。同时，郑州市也是 2016 年全国爱卫会公布的首批 38 个全国健康城市试点城市之一，健康服务基础良好。根据最新统计数据显示，郑州户籍人口数为 842 万，人口总量在省会城市中排名第六；郑州之所以可以在健康服务指数中排名第一，是因为在健康服务指数所对应的二级指标排名之中较为靠前，单从数量上来说，郑州基本排名在第一或第二，同时户籍人口数量并不多，综合之后郑州健康服务指数就出现了较大的优势。

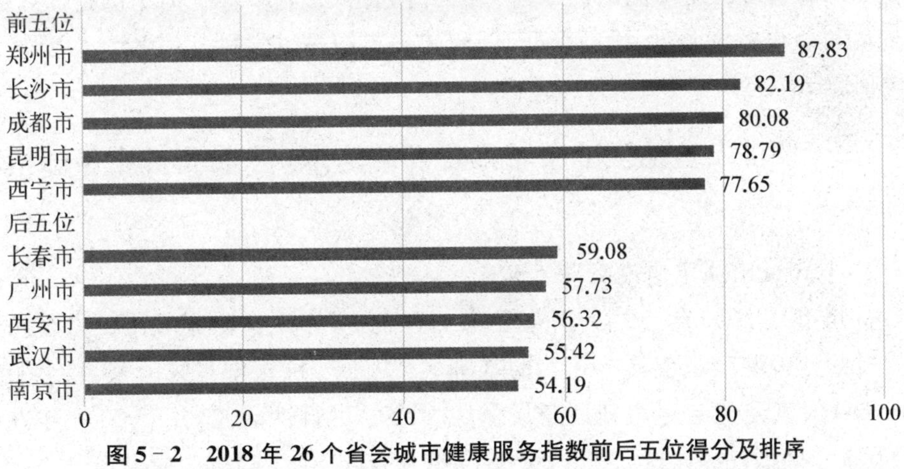

图 5－2 2018 年 26 个省会城市健康服务指数前后五位得分及排序

郑州健康城市建设的突出点在于健康服务较为健全，主要在以下几个方面体现：

一是医疗资源配置优化。郑州在 2015 年深化公立医疗体制改革，全市 5 个县(市)12 个县级公立医院全部囊括其中，基本实现改革全覆盖。同时郑州为了进一步合理配置医疗资源，编制和实施医疗机构设置规划，对于公立医院的规模、功能、人员、设施等作出全面评估和优化布置，并通过汇集、整合、再分配等方法加快构建区域性中心医疗机构。鼓励多个机构之间在病理诊断、影像检查等方面实现设备和成果共享，避免医疗资源的闲置和浪费。

二是提高基础医疗条件。郑州推行分级诊疗制度，加强对于基层医疗机构的支持，如增建乡镇卫生院、社区内卫生服务中心，并在一定范围内提高相应的基础医疗设施条件，对相应的医疗人员配比、基本设备、药品种类等做出了相应的标准。尤其重视社区内卫生服务中心的建设，保障基层医疗单位人员的薪资待遇、人才培训、人才交流，吸引人才加入基层医疗卫生事业中。《郑州市健康城市建设三年规划(2018—2020)年》提出，到2020年末，全市每万人口全科医生数增加至2人，每万人口拥有公共卫生人员数达到3.5人，每千人口医疗卫生机构床位数8.5张，65岁以上老年人健康管理率达到70%以上，公共卫生防控干预取得明显成效，城乡居民健康水平显著提高。

三是推动医疗创新发展。郑州为了进一步提高医疗卫生水平，不断出台相应的政策，一方面鼓励和吸引医疗卫生人才，另一方面提高医疗卫生科研能力。为区域内具备科研能力的医院设立一定的发展目标，从医院管理、人员培养、科研能力培育等多维度与国内高水平医疗机构看齐。完善科研奖励机制，尽可能地提供科研设备和条件，设立科研基金，建设市级重点学科，设立优秀科研人才专项基金，搭建平台吸引医疗人才。

(二)经济发达地区健康城市建设的范本——杭州健康保障指数第一

1. 杭州健康城市建设取得的成效

杭州市是2016年全国爱卫会公布的首批38个全国健康城市试点城市之一。杭州建设健康城市具有扎实的基础。1995年，杭州创建成国家卫生城市。2005年，国家爱卫会组织开展建设健康城市的可行性研究，并于2007年在上城、下城和拱墅三区先行试点。2008年，杭州作出《关于建设健康城市的决定》，启动建设健康城市各项工作。2011年，杭州制定了《健康杭州"十二五"规划》，建设健康城市工作进入新阶段。2018年，杭州被重新确认为国家卫生城市(区)。2016年，世界卫生组织倡导的"将健康融入所有政策"首次出现在《杭州市国民经济和社会发展第十三个五年规划纲要》中，并以独立篇幅提出"建设惠及城乡居民的健康杭州"任务。杭州作为沿海经济发达地区的省会城市，健康城市建设具备良好的人文和经济基础，率先发展健康经济，走健康发展之路，杭州健康城市道路将是我国经济发达地区健康城市建设的范本。2016 年，G20 峰会在杭州举行，参会的各国元首和首脑及贵宾对杭州的城市卫生状况留下深刻印象，给予了极高评价。

2. 杭州健康城市指数概况

杭州风景秀丽，素有“人间天堂”的美称。杭州位于浙江北部，是环杭州湾大湾区核心城市、沪嘉杭 G60 科创走廊中心城市、国际重要的电子商务中心，近年来随着长三角一体化战略的实施，杭州已经成为长三角地区重要的经济发展体。杭州大力推进“五水共治”、“三改一拆”、城市“四治”等重头工作，狠抓“三江两岸”综合整治，努力把“三江两岸”打造成了具有代表性的杭州新风景线，并促成美丽乡村计划。由于杭州独有的秀丽江南文化底蕴，杭州不断实践人文杭州与健康城市相融合。

与 2017 年健康城市综合指数相比，杭州在省会城市中的排名情况有了较大的上升，2017 年杭州尚未进入前五，仅仅排名第七，福州、郑州、长沙、昆明、石家庄、成都排名都比杭州要高。从上一年数据可以明显发现，经济实力强的省会其健康城市综合指数并不是最高，除福州外，郑州、长沙、昆明、石家庄、成都都属于中西部地区城市，与沿海城市相比经济条件显然要弱；相比之下经济更好的杭州却排其后，可见杭州健康城市发展还有较大的进步空间。（详见表 5-5）

表 5-5 杭州近年来健康城市综合指数排名情况

年份	排名	健康城市综合指数得分	健康城市综合指数百分制得分
2017	7	11.479 941 83	68.62
2018	2	25.831 754 86	82.42

从 2018 年的数据来看，杭州健康城市综合指数排名上升至第二，得分 82.42，排名第一的是广州 83.89 分，两者得分相差 1.47 分。但值得注意的是第三名长沙市得分是 78.34，这一得分与广州相差 5.55 分，与杭州相差 4.08 分，并且只有杭州和广州是高于 80 分的，这说明了健康城市建设已经出现了一定程度上的“分化”现象，杭州和广州相比其他省会城市已经出现了较大的领先优势。

需要重点说明的是，杭州健康保障指数已经连续三年在省会城市中排名第一，分别是 75.39 分、80.40 分和 87.69 分。纵向比较发现，杭州这几年在健康保障方面不断提高和作出努力，健康保障水平明显提升。健康保障指数10项三级指标之中，有6项指标与当地经济条件密切相关，分别是：医疗卫生支出、人均公共财政预算支出、医疗卫生支出占财政支出的比重、城镇居民人均可支配收入、农村居民人均可支配收入、城镇单位就业人员平均工资。这也就意味着这些指标在经济基础较好的地区将会获得较高的得分。同样，从具体三级指标排名来看也能够发现这一特点，比如：公共财政预算支出上，2018年杭州达到1 540.92亿元，仅次于广州；人均公共财政预算支出也排名第二；城镇居民人均可支配收入更是达到了56 276元，排名第一；农村居民人均可支配收入30 397元，远高于其他省会城市；城镇单位就业人员平均工资96 670元，也仅比排名第一的广州低1 942元。（详见表5－6）

表5－6　2018年26个省会城市健康保障指数前五位得分及排序

排　名	省会城市	健康保障指数得分	健康保障指数百分制得分
1	杭州市	16.695 054 02	87.69
2	广州市	16.252 839 30	86.52
3	南京市	13.367 488 34	78.47
4	长沙市	13.107 826 16	77.70
5	成都市	12.642 955 30	76.31

3. 杭州健康保障发展特色

杭州健康保障主要体现在：一是不断发展健康经济，提高居民可支配收入，同时增加财政对于公共卫生的支出，为健康保障发展提供经济基础；二是不断扩大城镇职工基本养老保险、城镇基本医疗保险等参保面积。

在健全社会保障体系方面，杭州以“提质、扩面、统筹”为目标，逐步深化城乡一体化的社会保障体系，多项措施鼓励全民参保。杭州市在全市范围内建立统一的信息系统，通过系统可以及时发现群众的社保缴纳情况，如出现断交、缴纳不及时等特殊情况，将会启动相应的反馈机制，并了解相应的群众是否出现了经济状况不良的现象，提供相应的帮助。杭州加快城乡社保一体化进程，并形成“2＋2”城乡统筹社保杭州模式，同时针对特殊人群，如个人户、学生、低保人员等，采取不同的措施来保障基本社会保险参与，进一步扩大参保面，做到人人有社保。“十三五”期间，杭州继续实施全民参保计划，实现人人享有社会保障目标。

在优先发展健康产业方面，健康经济发展是健康保障发展的重要支撑点。杭州近年来优先发展健康产业经济，着力发展养老、康复医疗、生物医药等健康产业，科学合理规划产业布局，以满足不同人群的健康需求和市场需求为出发点，优先发展人民群众急需的健康经济形态。建设健康小镇，如桐庐健康小镇、临安颐养小镇、富阳富春药谷小镇、下沙医药港小镇、余杭长乐创龄小镇、上城高端医疗服务业集聚区等平台，统筹开发具有行业特色的疗养机构，鼓励康复护理等多项以护理为主要服务内容的护理机构设立，并给予一定的政策支持和技术指导。

(三)“弯道超车”，健康城市建设后来居上——青岛健康服务和健康环境指数第一

青岛地处山东半岛东南部，是国务院批复确定的国家沿海重要中心城市，是重要的国际性港口城市，也是山东省经济中心、滨海度假旅游城市、“一带一路”新亚欧大陆桥经济走廊主要节点城市和海上合作战略支点。青岛市先后荣获全国文明城市、国家卫生城市、国家森林城市、国家园林城市、国家环境保护模范城市、全国最宜居城市。2018 年，上海合作组织在青岛成功举办了国际峰会。

1. 青岛健康城市指数概况

就青岛健康城市综合指数来看，青岛在 5 个计划单列市中表现一般，排在第四，似乎并不值得拿出来单独探讨，从近几年的数据来看，青岛一直都是处于中等偏下的水平，2017 年青岛排名第三，2018 年还略有下滑，得分甚至达不到 5 个计划单列市的平均标准。但从表中数据可以明显发现，除了深圳得分 80 以上，宁波、厦门、青岛都处于 75 分上下，而大连却以 70.81 分，低于青岛 3.51 分排名最后，这也说明了青岛表现不是很突出。这种情况与青岛健康城市建设基础有关。与长三角和珠三角核心地带城市相比，青岛的健康城市建设的经济基础一般，这在一定程度上阻碍了青岛的健康城市发展。(详见表 5-7)

表 5-7　2018 年 5 个计划单列市健康城市综合指数得分及排序

排　名	计划单列市	健康城市综合指数得分	健康城市综合指数百分制得分
1	深圳市	27.610 583 57	83.92
2	宁波市	23.207 223 36	76.94
3	厦门市	22.558 636 48	75.85

续 表

排　名	计划单列市	健康城市综合指数得分	健康城市综合指数百分制得分
4	青岛市	21.656 633 90	74.32
5	大连市	19.661 003 21	70.81
	各地平均值	22.938 816 10	76.37
	百分标准值	39.207 594 86	100

虽然在健康城市综合指数上，青岛表现一般，但从健康城市三个二级指标来看，青岛的表现值得研究。综合来看，青岛的三项指数有两项排名都位于第一，并且健康服务指数以较大的优势领先，健康环境指数也具有一定的优势，但在综合排名上却排名倒数第二。出现这一现象的原因是青岛健康保障指数过低，只有 65.40 分。由此可见，健康保障指数对健康城市发展的影响较大。

健康服务指标包含 7 个三级指标，其中在医院数量上青岛远远高于其他计划单列市，医院达到 410 个，是其他计划单列市的 2—3 倍；医院数量多也在一定程度上影响了医院床位数，青岛在这一指标上也有较大的领先优势；除此之外，青岛医疗卫生机构注册护士数达到 33 985 人，这一数据同样也是远高于排名第二的大连。总体而言，青岛的健康服务指数以较大的优势领先，这与青岛市政府加强医疗机构发展有关。如在《青岛市医疗机构设置规划》中，青岛建立起了多元化的医疗机构，包括慢性病医疗机构、医疗急救网络等，并鼓励社会办医，这在一定程度上促进了青岛医疗卫生硬件条件的不断上升。

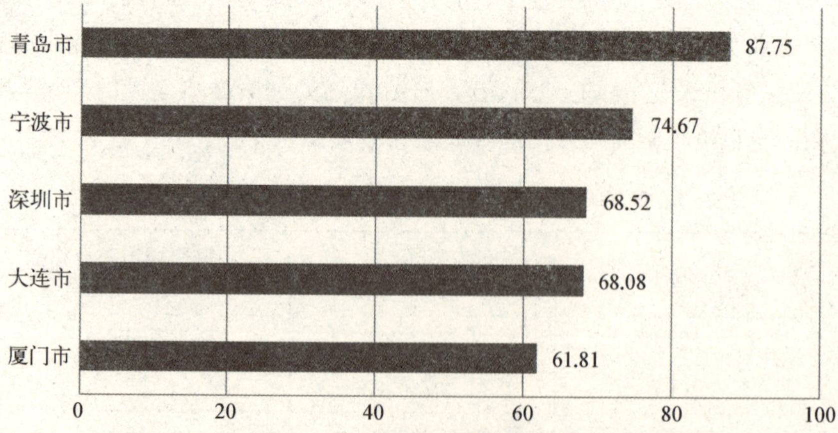

图 5-3　2018 年 5 个计划单列市健康服务指数得分及排序

青岛健康环境指数上同样有非常不错的得分，82.48 分，在 5 个计划单列市中排名第一，但从计划单列市的整体健康环境指数来看，青岛领先优势并不大，以微弱的优势领先于厦门，深圳、宁波与青岛的差距也较小。

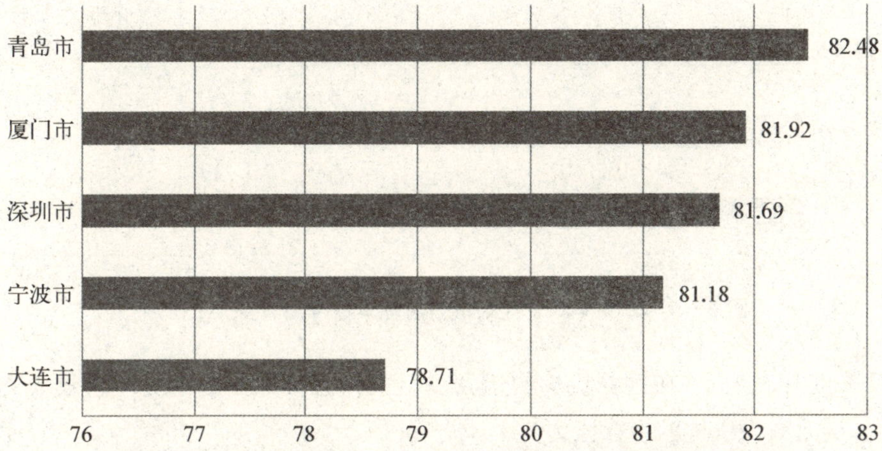

图 5－4　2018 年 5 个计划单列市健康环境指数得分及排序

健康保障指数上，青岛得分只有 65.40，这一得分低于排名第一的深圳 21.40 分，出现了巨大的差距。从 2017 年的数据来看，深圳健康保障指数得分 94.89，青岛 70.43，相差 24.46 分。从与排名第一的深圳相比较而言，青岛在差距上虽然有所缩小，但巨大的差距问题仍不可回避。从健康保障的三级指标来看，可以明显发现：公共财政预算支出中医疗卫生支出只有 58.43 亿元，而深圳是 122.96 亿元，相当于只有深圳的一半；公共财政预算支出只有深圳的 1/4；人均公共财政预算支出差距更大，只有深圳的 1/6；相反，城镇登记失业人员数量却接近深圳 2 倍；城镇职工基本养老保险参保人数深圳是青岛的 2.6 倍。倍数的差距使得青岛在健康保障指数上只能排名倒数。出现这一情况不仅仅是受到青岛经济发展影响，社会保障的覆盖面也比较低，解决参保率低下的问题将是青岛今后健康保障的核心环节。

2. 青岛健康城市发展经验

一是制定并落实扶持性政策。就我国目前的医疗机构数量来说，显然并不能满足当前老龄人口需求，所以鼓励医养结合机构的发展就显得尤为重要。青岛市规定只要在相关部门批准下设立的医养机构，以及具备医养结合资质的相关机构，都可以成为医养结合机构，提供医养结合服务。青岛制定专项医养结合

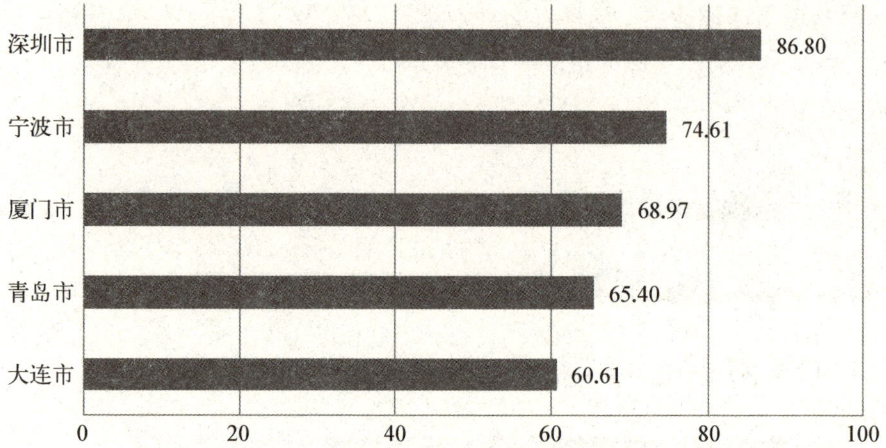

图5－5 2018年5个计划单列市健康保障指数得分及排序

政策来促其发展，并在医养机构的运营、管理、投融资方面给予更多的政策支持力度，从而减少机构的生存压力。

二是制定相应的医护人才吸引政策。医养机构运转依赖于各类专业医护人员的服务，青岛大力开展相应人员的培训和人才吸引工作，不断提高医护人员的专业素养，从而缓解医护人才的供需矛盾。同时青岛发挥当地高效人才集聚优势，增设相应的专业和课程，促进医养机构和院校形成长期合作，为人才输送打通渠道，并形成订单式的人才培养机制，保证人才供给来源。

三是积极探索医养结合养老模式。虽然青岛健康城市综合指数一般，但其优秀的健康服务指数得分从侧面展现出青岛在医疗健康事业方面的独特性，这要得力于青岛一直以来探索的医养结合养老模式。青岛医养结合模式下的长期医疗护理保险制度开创了国内的先河，该模式有机地将医疗机构与养老机构结合为一体，将医疗服务与养老相融合。截至2015年底，全市开展护理保险业务的护理服务机构有658家，其中，594家机构开展巡护、家护业务，46家机构开展院护业务，18家机构开展专护业务。由此可见，青岛的医养结合模式在一定程度上增加了全市的医疗机构和医护人员[①]。青岛社会人口老龄化程度较高，据青岛市老龄办的预测，全市老年人口数将在2035年达到峰值230万人，老龄化水平已达到35.05%[②]。青岛的医养结合模式对中国进入老龄化社会后的居家

① 林映雪、韩庆：《山东青岛：医养结合乐了老年人》，《人民日报》2016年2月17日。

② 王赟、曹勇、唐立岷、潘聪聪：《青岛市“医养结合”养老模式探索》，《卫生软科学》2015年第2期。

养护和社会养老等研究具有较高的借鉴意义。

(四) 新时代健康城市建设的典型样板——廊坊、嘉峪关、黄冈健康城市建设的主要经验

1. 廊坊健康环境指数 2018 年上升 45 位

廊坊，河北省地级市，位于华北平原中东部，与北京相邻，处于京津冀城市群核心地带。在京津冀一体化背景下，廊坊健康城市发展势头较好，努力打造健康城市样本，取得了显著成效，2018 年综合指数排名与 2017 年相比上升 22 位。

(1) 廊坊健康城市指数概况

在健康城市综合指数排名上，廊坊这几年排名上升速度较快，一年时间排名上升 22 位，且 2018 年成功跻身地级市健康城市前十行列。(详见表 5-8)

表 5-8　廊坊近年来健康城市综合指数排名情况

时　间	排　名	健康城市综合指数得分	健康城市综合指数百分制得分
2017	32	13.370 532 99	74.05
2018	10	14.070 857 85	73.52

廊坊的健康环境指数排名，从 2017 年的第 49 名，到 2018 年第五名，上升了 45 个名次。就目前采集到的 98 个地级市的样本来说，廊坊是进步最大的城市，可以说是非常值得关注。(详见表 5-9)

表 5-9　廊坊近年来健康环境指数排名情况

时　间	排　名	健康城市指数得分	健康城市指数百分制得分
2017	49	12.427 935 5	76.68
2018	5	18.689 127 24	78.17

值得研究的是，廊坊虽然排名第五，但是与排名第一的地级市鄂尔多斯相比，得分相差 10.73 分，而与排名第二的威海却仅仅相差 0.56 分，这说明第二和第五名得分非常相近，这对于廊坊等地级市来说，如果在健康环境方面作出相应的调整和部署，排名有可能发生较大的变化。(详见表 5-10)

表5-10　2018年98个地级市健康环境指数前五位得分及排序

排　名	地级市	健康环境指数得分	健康环境指数百分制得分
1	鄂尔多斯市	24.175 831 15	88.90
2	威海市	18.960 792 04	78.73
3	嘉峪关市	18.893 703 12	78.59
4	银川市	18.750 989 51	78.30
5	廊坊市	18.689 127 24	78.17

通过对健康环境指数二级指标的研究发现，廊坊之所以能够取得较大的进步，是因为廊坊在城市地面环境治理方面作出明显改进。如廊坊城市道路清扫保洁面积达到8 865万平方米，在河北省内地级市中排名第一，且是其他地级市的两倍以上；从全国地级市来看，这一数据同样也是排名第一，且具有较大的领先优势。城市市容环境卫生建设投资额11 792万元，在河北省内排名第一。城市建成区绿化覆盖率（市辖区）达到46.22%，同样是省内第一，在全国范围内排名前五。

从以上这几项指标来看，廊坊近年在地面环境治理方面作出了较大的努力，并取得了较好的成效。但PM2.5年平均浓度这一指标廊坊却高达84微克/立方米，这在地级市中排名倒数第二（倒数第一的是河北省邯郸市），这说明廊坊空气污染指数较高，廊坊市环境治理之路仍很艰巨。

（2）廊坊健康城市建设的经验和启示

廊坊的健康环境指数进步得益于其较好的城市地面环境治理，廊坊市特殊的区位给这里以无限的发展机遇，同时也带来更艰巨的环保责任，对京津冀区域而言，地面环境治理固然重要，但大气环境治理应放在首位。通过廊坊的健康城市治理，可以得出以下启示：

一是环境治理须调整产业转型升级。廊坊健康城市环境治理优先从地面环境治理着手，提高城市绿化面积，保证道路清洁，同时重点推进空气污染的治理，加快传统行业转型升级。大气治理并非朝夕可见成效，涉及产业、能源、交通结构的调整，廊坊市实施“气（电）代煤”工程，取缔各类燃煤锅炉，取缔黄标车和控车抑尘，推进“散乱污”企业转型升级，防治臭氧污染，科学应对重污染天气应急响应，加快去产能和推进企业、产业、区域转型。

二是下重拳进行环境治理。廊坊大气污染严重，不仅仅是产业和地理位置的原因，这也与河北地区对于大气污染治理重视程度不高有关。近年廊坊空气质量并不稳定，反复出现污染反弹，已经多次被约谈。国家生态环境部在2018—2019年秋冬季大气污染综合治理问题约谈会上就指出，廊坊市对蓝天保卫战的重视程度明显降低，对于自身污染治理标准不明确，污染治理推进力度明显减弱，从而导致大气污染源管控不及时，对于重污染天气应对不力。根据2019年廊坊空气采样，1—7月重污染天数为10天，与去年同期(5天)相比重污染天数增加了5天。① 与治理前相比，廊坊市的空气质量的确有明显的改善，空气污染物含量和浓度均有所下降，但大气治理并非易事，蓝天保卫战也须持久坚持才能胜利，空气质量改善并非一帆风顺，坚定治理大气污染的决心和治理污染同样重要。

2. 嘉峪关健康保障指数2018年上升39位

嘉峪关市是甘肃省地级市，位于甘肃省西北部、河西走廊中部，2017年获评全国文明城市。嘉峪关市属于经济欠发达地区，但从健康城市数据来看，嘉峪关这几年进步较快，整体健康治理水平得到较大提升。

(1) 嘉峪关健康城市指数概况

从健康城市综合指数来看，2016年嘉峪关排名第112位，2018年排名第32位，排名上升了80位，嘉峪关市成为98个地级市中排名上升最快的城市之一。(详见表5-11)

表5-11　嘉峪关近年来健康城市综合指数排名情况

时　间	排　名	健康城市综合指数得分	健康城市综合指数百分制得分
2017	112	8.158 784 254	57.84
2018	32	11.512 852 50	66.50

2018年嘉峪关市表现较为突出的是健康保障指数的飞速上升，2017年排名第54位，2018年排名第15位，排名上升了39位。单从排名来看，第15位不是一个靠前的排名，但从排名前14的城市来看，除了克拉玛依，多数城市都是经济较为发达的地区，嘉峪关、克拉玛依、鄂尔多斯是西部地区仅有的三个进入前15的城市，且甘肃省仅有嘉峪关市进入排名前15。(详见表5-12)

① 李腾飞：《空气质量好半年坏半年，廊坊市空气污染“大约在冬季”》，搜狐网，2019年8月20日，http：//www.sohu.com/a/335143134_100053369。

表 5-12　2018 年 98 个地级市健康保障指数前十五位得分及排序

排　名	地级市	健康环境指数得分	健康环境指数百分制得分
1	金华市	13.596 327 01	86.02
2	珠海市	13.408 904 70	85.42
3	温州市	12.075 633 67	81.06
4	绍兴市	11.560 281 87	79.32
5	鄂尔多斯市	11.451 116 99	78.94
6	佛山市	11.235 032 08	78.19
7	泉州市	10.123 752 63	74.22
8	南通市	9.555 403 114	72.11
9	黄冈市	9.464 181 259	71.77
10	漳州市	9.395 962 686	71.51
11	通化市	9.365 394 558	71.39
12	克拉玛依市	9.200 497 433	70.76
13	威海市	9.050 864 299	70.18
14	廊坊市	8.608 310 479	68.44
15	嘉峪关市	7.813 278 323	65.21

通过比较发现，虽然嘉峪关进入了健康保障指数前 15，但与其他城市差距仍旧巨大，与排名第一的金华市相差 20.81 分，与排名第 14 位的廊坊市相差 3.23 分，这种差距是由多方面因素造成的，其中嘉峪关市经济基础薄弱是主要原因。

深入研究嘉峪关市健康保障指数三级指标发现，公共财政预算支出中医疗卫生支出仅有 1.81 亿元，在甘肃省内排名最后，排名第一的天水市为 22.67 亿元；但农村居民人均可支配收入却达到 17 796 元，城镇居民人均可支配收入达到 36 491 元，城镇单位就业人员平均工资 78 480 元，均在甘肃省内排名第一。出现这一现象的原因是嘉峪关户籍人口仅有 21 万人，是目前统计样本中人口最少的地级市。从总量上来看，嘉峪关各项社会保障的投入并不算多，但人均投入却并不低，并且社会保障覆盖面也相对较广，与甘肃最大的地级市天水市相比，如嘉峪关市城镇职工基本养老保险参保人数 122 569 人，天水市也仅有 129 850 人，但天水户籍人口数有 371 万，是嘉峪关市的 17.67 倍，这也从侧面反映出了西部地区社会保障覆盖面还比较低。

(2) 嘉峪关健康城市建设的经验和启示

一是多维度引导就业。就业是社会保障的重要前提，嘉峪关市城镇职工基本养老保险参与度较高与其狠抓就业，不断提高就业率有关。嘉峪关市推行"劳动者自主择业、市场调节就业、政府促进就业和鼓励创业"相结合的就业方针，通过多项举措催生就业岗位，宣传和鼓励市民就业，并向有就业困难的群众提供帮扶。

二是坚持社会保险扩面和提标并重。与西部其他地区相比，嘉峪关社会保险覆盖面一直较广，如自 2013 年以来，嘉峪关市新农合参合覆盖率持续稳定在 98%以上。[①] 2018 年全市新型农村合作医疗制度已与城镇居民医疗保障制度整合，使全市农民可享受到与城市居民相同的医疗保障制度。同时各项保险参保人数从改革之初的不足万人增加到现在的 55 万人次，综合参保率在 97%以上，各项待遇享受 105 026 人次。

三是提高社会保险待遇。嘉峪关市是一个以工业、矿产为主的城市，与中东部城市相比，嘉峪关经济基础并不好。为了提高市民社会保险待遇，嘉峪关近年来不断增加对公共卫生事业的财政支持，并重视对社会保障基金的管理，2018 年当期收支结余 8 613 万元；各项社会保险待遇逐年提高，企业养老保险经过"14 连调"，由 15 年前的 525.82 元/月增至现在的 2 812.03 元/月。

3. 黄冈健康服务指数 2018 年排名第一

黄冈，湖北省地级市，与省会武汉山水相连，是武汉城市圈的重要组成部分。黄冈近年来在健康服务指数上表现突出，是具代表性的中部地级市。

(1) 黄冈健康城市指数概况

黄冈的健康城市综合指数一直排名较为靠前，基本保持在前五序列，2017 年黄冈排名第三，2018 年上升到第二。(详见表 5-13)

表 5-13　2018 年 98 个地级市健康城市综合指数前五位得分及排序

排　名	地级市	健康城市综合指数得分	健康城市综合指数百分制得分
1	鄂尔多斯市	20.094 215 11	87.86
2	黄冈市	19.477 928 58	86.50

① 甘肃日报：《风雨砥砺不忘初心　春华秋实继往开来——嘉峪关市改革开放 40 年发展综述》，甘肃政务服务网，2018 年 10 月 25 日，http://www.gansu.gov.cn/art/2018/10/25/art_36_411974.html。

续 表

排 名	地级市	健康城市综合指数得分	健康城市综合指数百分制得分
3	金华市	17.603 738 83	82.23
4	温州市	15.522 750 61	77.22
5	漳州市	15.327 994 67	76.73

黄冈的健康城市各项指标均表现突出，其中健康服务指数尤为突出，健康服务建设卓有成效。从数据上可以发现，黄冈是唯一一个健康服务指数得分达到 80 分以上的地级市，且高出排名第二的运城市 12.89 分，遥遥领先于其他地级市；2017 年黄冈健康服务指数排名第三，但与排名第一的城市仅仅相差 0.41 分。这可以反映出近几年黄冈在健康服务方面作出了较大的投入。黄冈执业医师人数达到 13 400 人，这一数据比对黄冈 68 个医院数量来看，可以发现黄冈医护人员比例较高；对比同是湖北省地级市的荆州市，荆州医院数只比黄冈少一家，共有 67 家医院，但执业医师人数却比黄冈少 769 人。

(2) 黄冈健康城市建设的经验和启示

黄冈市健康服务指数得分较高，原因在于黄冈市对于全市医疗资源的合理配置。单从数量上来看，黄冈的医疗设施和从业人数并不算多，户籍人口 740 万，是一个中等大小的地级市，且黄冈虽然与省会武汉相邻，但经济基础在地级市中也不算突出。我国中部地区有较多地级市与黄冈状况相似：经济基础一般，城市人口数量一般，但为什么只有黄冈做到了在健康城市指数上表现突出？黄冈作为中部地级市健康服务发展的典型，其成功的原因在于合理配置有限的医疗资源，将资源利用率最大化。黄冈健康城市建设的经验在于：

一是推进分级诊疗制度建设。黄冈全面推进城市医联体、县城医共体、区域专科联盟、远程医疗协作等多种形式的医联体建设，并以集团化的形式来组织，要求每个县至少建成一个有明显成效的医联体，不仅如此，还要求有能力的公立医院也要加入医联体建设中，并发挥引领作用。在医联体内部管理上要求制定较为明确的考核机制和管理机制，在不影响使用的情况下，鼓励和支持区域内医疗资源的合理共享，鼓励社会办医疗机构及康复、护理等机构积极参与，并探索在医联体内使用医保支付。

二是优化资源结构与布局。根据《黄冈市区域卫生规划（2016—2020 年）》，黄冈加快落实公立医院床位规模分级备案和公示制度，严格按规划审批，控制公立医院规模；合理分配医疗资源，科学规划专业医疗机构设置，加强例如老年病、康复等目前薄弱但市场需求日益旺盛的专科项目建设。黄冈市政府在尽可能的范围内，争取项目建设所需资金，并将资金用于重点疾病控制体系、妇幼保健体系和县级医院建设等全民健康保障工程建设。除此之外，黄冈大力推进大别山区域医疗中心建设，建成一批高水平的临床诊疗中心和国家级、省级重点专科。

三、新时代健康城市建设的经验总结及启示

综合研究分析各省会城市、计划单列市、地级市健康建设的经验，可以发现，不同城市在健康城市建设上具有不同的特点，但也有一些发展的共性特征，主要体现在以下几个方面：

（一）加强党和政府领导，实现健康城市建设整体化

健康城市建设的实践必然是多主体的行动，党组织、政府职能部门、个人、社会组织、市场都是健康城市建设的主体。但不同主体具有不同的行为目标，会导致不同行为主体具有完全不同的行为逻辑，无法形成行为合力，反而会形成行为作用相互消解的结果，如市场主体行为目标是利润，这与健康城市发展目标完全相悖，因而必然需要有相应的主体能够发挥主导作用，将多元健康治理主体力量进行整合，从而实现健康城市实践朝着整体化方向发展。

加强党委领导作用就是要发挥党组织在健康治理整体格局中的总览全局、协同各方的作用，这是中国特色社会主义健康城市发展的优势。党组织有较强的凝聚力，健康城市中多元主体可以通过党组织进行相互融合和交流，尤其要注重发挥基层党组织的领导带头作用，基层党组织由于具有良好的群众基础，能够在很大程度上保证健康治理政策落地，同时，通过其良好的宣传和组织能力，将多元主体力量进行整合，能够最贴切地反映健康治理的实践情况，形成最强的健康治理保障网络。

（二）强调政策定力，推进健康城市建设常态化

健康城市是一种长期的承诺与持续的进步，建设健康城市是涉及全社会的一项长期系统工程，不是朝夕就能见成效，尤其是居民健康素质的提高等层面需要长期不断的宣传和政策支持，保障健康政策的基本定力实际上是对健康城市

治理主体的共同考验。如福州一直处于健康城市治理的前列，从2015年起已经连续两年在全国26个省会城市中健康城市综合指数均排在第一，但2018年福州健康城市综合指数却只排名第九，出现了较大的排名下滑情况。虽然福州健康城市综合指数排名下滑并不是由单一因素导致的，但可以明显发现福州的政策定力出现了一定程度的不稳定状况，比如在健康治理创新上政策推动力不明显，对于智能化健康治理设施的使用重视程度不够等。

强调健康城市政策定力，推动健康城市常态化，需要从两方面着手：

首先，形成健康制度约束力。健康城市治理首先要树立坚定的目标意识，在具体政策制定和实施过程中形成制度和机制，形成建立城市治理的约束力量。

其次，形成健康意识软渗透。将健康城市的相关理念不断地向治理主体宣传，促进主体的健康意识培育，从而转化成自身健康行为。

（三）鼓励非政府组织参与，促进健康城市建设多元化

健康城市构建的过程实质上是健康治理现代化的过程，治理的现代性特征之一就是多元主体参与。随着社会成熟度提高，非政府组织的力量在不断健全，专业化程度也逐渐提高。个体意识觉醒和增强，参与社会事务的热情也相应增加，尤其是在与自身相关的权益维护中能够主动关心并参与。同样，健康城市的建设最基本的要素就是个体的广泛参与，个体参与的缺失必然不能带来健康城市的良性发展，政策难以获得群众基础，那么健康城市也终将停留在政策文件里。

鼓励非政府组织参与以及健康城市多主体趋势要特别注意处理好政府和社会的关系，为多元合作健康治理提供相应的政策鼓励和制度保障：一方面，政府要注意转换工作思维，将非政府组织、市场、个体等力量视为健康治理的合作主体，抛弃管控思维，协商、合作才是核心协同理念；另一方面，大力推进多元主体参与健康治理的配套机制，将工作思维转换为具体化的形式，通过网络平台提供多元主体交流的渠道，并收集相应的组织需求和个体意见，增加不同主体之间的沟通和协商。

（四）发展健康经济，推动健康城市建设生态化

步入新时代，我国经济在经历高速增长阶段之后，正在进入经济转型升级的新时期。转变经济发展模式，重新审视经济发展道路成为新时代经济领域的核

心议题。健康经济破除了传统经济发展模式的弊病，在经济发展过程中以健康知识为基础，健康产业为主导，将以人为本、可持续发展等理念融入经济发展中，是一种完全区别于唯发展论的新型经济发展模式。

健康经济的特征体现在发展目标、生产方式、消费方式三个层面。在发展目标上，健康经济的目标是不断提高人民生活水平，最大程度上实现人与自然和谐发展，追求社会效益最大化。在生产方式上，由于健康经济追求更加绿色的发展，底线是不损害健康，这个健康包括人的健康、自然的健康、社会的健康三个层面，也就是说健康生产必须考虑到三重健康，生产中不得损害人体健康，不得破坏自然环境，不得影响社会正常运转。在消费方式上，健康经济要求通过健康理念和健康行动的不断渗透，形成安全、和谐、环保为主要目标的消费行为。如素有“世界长寿之都”美誉的南通市，自从 2007 年卫生城市创建以来，一直注重经济发展与全民健康素质提升同步进行，通过开展全民健身活动、宣传健康生活方式等方式不断提高市民健康水平。

（五）遵循“循证”理念，实现健康城市建设数据化

在具体的健康城市建设过程中，需要通过不同的途径来获得相应的健康城市评估证据，有时不同的证据产生的结果不尽相同，这就要求在健康城市建设中设定相应的可以准确评估效应的标准。“循证”理念就是针对一个多维度评价对象，提供相对可供参考的具体标准，从而使得评估结果更加真实可信。“循证”理念起源于西方国家，并运用于软评价领域，例如公共服务、教育、医疗服务等领域，从目前的实践结果来看，可信度较高。虽然“循证”理念以及健康城市概念都来自国外，WHO 也对健康城市含义作出过相应诠释，国外健康城市实践也领先我国，但从实践层面来看，遵循统一标准的“循证”并不存在，不同城市所具备的自然、历史、人文条件千差万别，健康城市的构建也并非朝夕，是一个长期、系统的过程。“循证”虽然在健康城市治理过程中能够发挥独特的作用，但也要注意与不同城市和地区的历史文化背景、行政管理水平、经济发展水平相融合。

“循证”的一个突出特点就是注重对于各项实证数据的挖掘和利用。近年来，我国逐渐步入“数据社会”，大数据的运用已经在日常生活中随处可见，因而健康城市的数据利用显然是新时代健康城市发展的必然道路之一。从我国目前的健康大数据运用的实际情况来看，整体利用并未到理想效果，这受到城市行政级别和经济发展状况的制约，能够重视并运用大数据的健康城市主要是沿海经

济较为发达的地区。因而树立“循证”理念，重视并熟练运用大数据来辅助健康城市治理具有重要的现实意义。基于此，不同城市在遵守“循证”理念的同时，需要针对本地区相关数据进行详细的考察和权衡，制定出既符合理念内核又契合区域实际情况的政策。如浙江宁波、杭州等城市，智慧健康、数据健康之城建设项目已经取得了较为良好的成效，通过智慧终端等基础设备建设，构建基本的健康数据网络，运用 APP、云平台等多种技术手段，可以进行健康数据的收集、调取、运用、反馈，良好地进行数据的运用，降低工作成本，提高治理效率。

附录Ⅰ　2018年健康城市指数框架结构

- 健康城市指数
  - Ⅰ-1 健康服务
    - 1 每万人口医院数（个）
    - 2 每万人口医院床位数（张）
    - 3 每万人口医院执业（助理）医生数（人）
    - 4 每万人口医院注册护士数（人）
  - Ⅰ-2 健康环境
    - 5 人均城市市容环境卫生建设投资额（元）
    - 6 城市污水处理率（%）
    - 7 城市建成区绿化覆盖率（%）
    - 8 城市人均公园绿地面积（平方米）
    - 9 人均城市道路清扫保洁面积（平方米）
    - 10 城市生活垃圾处理率（%）
    - 10 人均城市道路面积（市辖区）（平方米）
    - 12 细颗粒物（PM2.5）年平均浓度（微克/立方米）
  - Ⅰ-3 健康保障
    - 13 人均公共财政预算支出中医疗卫生支出（元）
    - 14 人均公共财政预算支出（元）
    - 15 医疗卫生支出占财政支出的比重（%）
    - 16 城镇居民人均可支配收入（元）
    - 17 农村居民人均可支配收入（元）
    - 18 城镇登记失业率（%）
    - 19 城镇单位就业人员平均工资（元）
    - 20 每万人口城镇职工基本养老保险参保人数（人）
    - 21 每万人口城镇基本医疗保险参保人数（人）
    - 22 每万人口失业保险参保人数（人）

附录Ⅱ　2018 年健康城市指数原始数据

一、2018 年省会城市健康城市指数原始数据

附表Ⅱ-1　省会城市健康服务(设施)

健康服务 / 地区	医院数(个)	Ⅰ-1-1 每万人口医院数(个)	医院床位数(张)	Ⅰ-1-2 每万人口医院床位数(张)	执业(助理)医师数(人)	Ⅰ-1-5 每万人口医院、卫生院医生数(全市)(人)	医疗卫生机构注册护士数(人)	Ⅰ-1-6 每万人口医疗卫生机构注册护士数(人)
	《2018 中国城市统计年鉴》第 286 页		《2018 中国城市统计年鉴》第 286 页		《2018 中国城市统计年鉴》286 页		《2018 中国省市经济发展年鉴·下册》第 869 页	
石家庄市	**235**		**46 036**		34 487		22 665	
太原市	**175**		**36 566**		21 476		27 660	
呼和浩特市	**108**		**17 788**		10 225		11 672	
沈阳市	**274**		**64 196**		28 193		32 974	
长春市	**162**		**44 756**		21 119		20 367	
哈尔滨市	**310**		**70 500**		22 000		27 645	

续 表

健康服务 地区	医院数(个)	Ⅰ-1-1每万人口医院数(个)	医院床位数(张)	Ⅰ-1-2每万人口医院床位数(张)	执业(助理)医师数(人)	Ⅰ-1-5每万人口医院、卫生院医生数(全市)(人)	医疗卫生机构注册护士数(人)	Ⅰ-1-6每万人口医疗卫生机构注册护士数(人)
南京市	**220**		**46 960**		28 100		34 400	
杭州市	**302**		**70 187**		41 833		23 418	
合肥市	**172**		**42 707**		20 964		27 113	
福州市	**116**		**30 152**		20 417		24 227	
南昌市	**118**		**27 302**		14 143		18 393	
济南市	**238**		**47 575**		29 035		33 817	
郑州市	**219**		**79 725**		38 049		52 381	
武汉市	**354**		**78 447**		36 266		24 016	
长沙市	**287**		**58 899**		29 265		36 408	
广州市	**243**		**81 747**		49 747		39 140	
南宁市	**115**		**35 623**		23 412		29 163	
海口市	**123**		**12 860**		12 417		12 250	
成都市	**888**		**127 445**		58 159		72 395	
贵阳市	**185**		**31 366**		16 858		20 532	
昆明市	**308**		**53 072**		27 317		14 992	
西安市	**329**		**58 219**		30 820		40 207	

续 表

健康服务 / 地区	医院数(个)	Ⅰ-1-1 每万人口医院数(个)	医院床位数(张)	Ⅰ-1-2 每万人口医院床位数(张)	执业(助理)医师数(人)	Ⅰ-1-5 每万人口医院、卫生院医生数(全市)(人)	医疗卫生机构注册护士数(人)	Ⅰ-1-6 每万人口医疗卫生机构注册护士数(人)
兰州市	**127**		**25 382**		13 692		16 054	
西宁市	**73**		**18 051**		8 522		5 324	
银川市	**70**		**15 726**		8 990		10 763	
乌鲁木齐市	**127**		**27 464**		14 482		16 915	

附表Ⅱ-2　省会城市健康环境(1)

健康环境 / 地区	城市市容环境卫生建设投资额(辖区)(万元)	Ⅰ-2-8 人均城市市容环境卫生建设投资额(元)	Ⅰ-2-9 城市污水处理率(%)	Ⅰ-2-10 城市建成区绿化覆盖率(市辖区)(%)	Ⅰ-2-11 人均城市公园绿地面积(辖区)(平方米)
	《2018 中国省市经济发展年鉴·下册》第 394 页		《2018 中国省市经济发展年鉴·下册》第 469 页	《2018 中国城市统计年鉴》第 41 页	《2018 中国省市经济发展年鉴·下册》第 485 页
石家庄市	4 843		99.44	44.42	17.1
太原市	8 295		91.00	41.78	11.8
呼和浩特市	5 600		95.22	39.87	19.4
沈阳市	11 422		94.27	38.88	13.2
长春市	6 520		89.39	41.36	10.8

续 表

健康环境 / 地区	城市市容环境卫生建设投资额（辖区）（万元）	Ⅰ-2-8 人均城市市容环境卫生建设投资额（元）	Ⅰ-2-9 城市污水处理率（%）	Ⅰ-2-10 城市建成区绿化覆盖率（市辖区）（%）	Ⅰ-2-11 人均城市公园绿地面积（辖区）（平方米）
哈尔滨市	6 973(2016)		94.16	33.74	9.0
南京市	60 782		96.26	44.90	15.6
杭州市	6 997		95.25	39.96	13.8
合肥市	27 943(2016)		99.72	43.07	14.0
福州市	6 973		89.67	44.36	14.9
南昌市	14 530		99.80	42.68	12.9
济南市	34 267		98.94	40.73	11.3
郑州市	12 300		98.03	40.40	12.9
武汉市	174 247		95.94	34.47	9.6
长沙市	116 600		98.14		7.6
广州市	255 767		95.00	42.50	22.7
南宁市	7 746		96.88	42.28	11.9
海口市	6 718		95.00		12.4
成都市	110 625		94.69	41.63	13.7
贵阳市	9 182(2016)		97.80	40.90	17.7
昆明市	9 062		94.88	42.05	11.2
西安市	2 900		93.29	41.11	12.1

续 表

健康环境 / 地区	城市市容环境卫生建设投资额（辖区）（万元）	Ⅰ-2-8 人均城市市容环境卫生建设投资额（元）	Ⅰ-2-9 城市污水处理率（%）	Ⅰ-2-10 城市建成区绿化覆盖率（市辖区）（%）	Ⅰ-2-11 人均城市公园绿地面积（辖区）（平方米）
兰州市	4 199		95.49	36.59	12.8
西宁市	8 095		75.67	41.00	12.3
银川市	2 480（2010）		95.38	42.00	16.7
乌鲁木齐市	12 840		89.99	41.80	12.2

附表Ⅱ-3 省会城市健康环境（2）

健康环境 / 地区	城市道路清扫保洁面积（辖区）（万平方米）	Ⅰ-2-12 人均城市道路清扫保洁面积（平方米）	Ⅰ-2-13 城市生活垃圾处理率（辖区）（%）	Ⅰ-2-14 人均城市道路面积（平方米）（市辖区）	Ⅰ-2-15 细颗粒物（PM2.5）年平均浓度（微克/立方米）
	《2018 中国省市经济发展年鉴・下册》第 489 页		《2018 中国省市经济发展年鉴・下册》第 501 页	《2018 中国省市经济发展年鉴・下册》第 449 页	《2018 中国统计年鉴》第 252 页
石家庄市	4 996		100.00	20.0	86
太原市	4 166		100.00	14.7	65
呼和浩特市	4 997		100.00	14.4	43
沈阳市	8 745		100.00	15.1	50
长春市	6 926		95.89	17.7	46
哈尔滨市	9 410		91.35	13.4	58
南京市	8 676		100.00	23.8	40

续 表

健康环境 / 地区	城市道路清扫保洁面积（辖区）（万平方米）	Ⅰ-2-12 人均城市道路清扫保洁面积（平方米）	Ⅰ-2-13 城市生活垃圾处理率（辖区）（%）	Ⅰ-2-14 人均城市道路面积（平方米）（市辖区）	Ⅰ-2-15 细颗粒物（PM2.5）年平均浓度（微克/立方米）
杭州市	13 912		100.00	13.0	45
合肥市	6 579		100.00	18.0	56
福州市	4 487		99.99	13.0	27
南昌市	4 415		100.00	12.4	41
济南市	7 879		100.00	23.3	65
郑州市	5 812		100.00	9.1	66
开封市	1 925		100.00	18.4	62
洛阳市	3 015		100.00	11.3	69
平顶山市	1 300		100.00	13.8	63
安阳市	1 119		100.00	15.1	79
鹤壁市	1 082		100.00	17.5	
武汉市	13 853		100.00	11.9	52
长沙市	6 921		100.00	9.1	52
广州市	22 357		100.00	11.0	35
南宁市	6 601		100.00	14.3	35
海口市	3 925		100.00	17.1	20
成都市	14 882		100.00	14.1	56

续 表

健康环境 / 地区	城市道路清扫保洁面积（辖区）（万平方米）	Ⅰ-2-12 人均城市道路清扫保洁面积（平方米）	Ⅰ-2-13 城市生活垃圾处理率（辖区）（%）	Ⅰ-2-14 人均城市道路面积（平方米）（市辖区）	Ⅰ-2-15 细颗粒物（PM2.5）年平均浓度（微克/立方米）
贵阳市	4 556		97.50	10.3	32
昆明市	8 355		100.00	8.1	28
西安市	11 998		99.98	19.9	73
兰州市	4 106		99.95	18.0	49
西宁市	1 605		95.42	9.8	34
银川市	4 251		100.00	14.2	48
乌鲁木齐市	3 368		93.74	10.5	70

附表Ⅱ-4 省会城市健康保障(1)

健康保障 / 地区	公共财政预算支出中医疗卫生支出（亿元）	Ⅰ-3-16 人均公共财政预算支出中医疗卫生支出（元）	公共财政预算支出（亿元）	Ⅰ-3-17 人均公共财政预算支出（元/人）	Ⅰ-3-18 医疗卫生支出占财政支出的比重（%）	Ⅰ-3-19 城镇居民人均可支配收入（元）	Ⅰ-3-20 农村居民人均可支配收入（元）
	《2015 中国省市经济发展年鉴・下册》第 213 页		《2018 中国省市经济发展年鉴・下册》第 169 页	《2018 中国省市经济发展年鉴・下册》第 173 页		《2018 中国省市经济发展年鉴・下册》第 187 页	《2018 中国省市经济发展年鉴・下册》第 199 页
石家庄市	30.48		806.73	8 291.14		32 929	13 345
太原市	20.00		479.06	12 982.54		31 469	15 595

续　表

健康保障 / 地区	公共财政预算支出中医疗卫生支出(亿元)	Ⅰ-3-16 人均公共财政预算支出中医疗卫生支出(元)	公共财政预算支出(亿元)	Ⅰ-3-17 人均公共财政预算支出(元/人)	Ⅰ-3-18 医疗卫生支出占财政支出的比重(%)	Ⅰ-3-19 城镇居民人均可支配收入(元)	Ⅰ-3-20 农村居民人均可支配收入(元)
呼和浩特市	17.77		403.04	16 585.83		43 518	15 710
沈阳市	44.67		855.02	11 601.29		41 359	15 461
长春市	50.52		875.73	11 692.03		29 044	13 431
哈尔滨市	52.46		958.47	10 036.31		35 546	15 557
南京市	60.23		1 354.09	19 883.81		54 538	23 133
杭州市	71.47		1 540.92	20 436.55		56 276	30 397
合肥市	44.45		965.34	12 992.52		36 698	18 594
福州市	43.67		938.86	13 547.72		40 973	17 865
南昌市	46.04		653.12	12 440.42		37 675	16 364
济南市	51.64		834.06	12 951.24		46 642	16 594
郑州市	70.25		1 514.95	17 992.32		36 050	19 974
武汉市	80.62		1 728.28	20 237.52		39 737(2016)	20 887
长沙市	43.76		1 182.60	16 679.89		46 948	27 360
广州市	99.94		2 186.01	24 343.13		55 401	23 484
南宁市	44.67		646.37	8 538.58		33 217	12 515
海口市	16.51		198.32	11 597.56		33 320	12 679(2016)

续 表

健康保障 地区	公共财政预算支出中医疗卫生支出(亿元)	Ⅰ-3-16 人均公共财政预算支出中医疗卫生支出(元)	公共财政预算支出(亿元)	Ⅰ-3-17 人均公共财政预算支出(元/人)	Ⅰ-3-18 医疗卫生支出占财政支出的比重(%)	Ⅰ-3-19 城镇居民人均可支配收入(元)	Ⅰ-3-20 农村居民人均可支配收入(元)
成都市	81. 95		1 756. 66	12 241. 55		38 918	20 298
贵阳市	33. 30		582. 48	14 276. 41		32 186	14 264
昆明市	39. 15		775. 90	13 781. 55		36 739(2016)	13 698
西安市	57. 89		1 045. 09	11 535. 24		35 630(2016)	15 191(2016)
西宁市	17. 45		288. 37	13 998. 77		30 043	10 548
银川市	12. 41		341. 83	18 086. 15		32 981	13 087
乌鲁木齐市	14. 33		458. 58	20 564. 18		37 028	16 351(2016)

附表Ⅱ-5 省会城市健康保障(2)

健康保障 地区	城镇登记失业人员(人)	Ⅰ-3-21 城镇登记失业率(%)	Ⅰ-3-22 城镇单位就业人员平均工资(元)	Ⅰ-3-23 城镇职工基本养老保险参保人数(全市)(人)	Ⅰ-3-24 城镇职工基本医疗保险参保人数(全市)(人)	Ⅰ-3-25 失业保险参保人数(全市)(人)
	《2018 中国省市经济发展年鉴·下册》第 87 页		《2018 中国省市经济发展年鉴·下册》第 83 页	《2018 中国城市统计年鉴》第 293 页	《2018 中国城市统计年鉴》第 293 页	《2018 中国城市统计年鉴》第 293 页
石家庄市	51 008		67 880	2 298 471	1 446 094	921 679
太原市	50 888		72 114	1 439 035	1 477 538	938 002

续　表

健康保障 地区	城镇登记失业人员(人)	Ⅰ-3-21 城镇登记失业率(%)	Ⅰ-3-22 城镇单位就业人员平均工资(元)	Ⅰ-3-23 城镇职工基本养老保险参保人数(全市)(人)	Ⅰ-3-24 城镇职工基本医疗保险参保人数(全市)(人)	Ⅰ-3-25 失业保险参保人数(全市)(人)
呼和浩特市	41 697		63 084	431 031	637 745	505 000
沈阳市	102 240		74 181	4 073 167	3 290 668	1 430 207
长春市	70 970		73 469	2 177 444	1 614 758	969 712
哈尔滨市	88 206		67 542	2 439 546	2 251 257	973 600
南京市	63 231		101 502	3 091 040	3 092 941	2 678 539
杭州市	37 637		96 670	6 283 162	5 804 998	4 160 126
合肥市	291 727		77 484	1 748 605	1 834 094	1 413 620
福州市	34 191		75 133	2 063 452	1 629 978	1 232 208
南昌市	62 993		72 686	1 906 643	1 172 146	622 517
济南市	32 250		84 645	3 046 308	2 286 836	1 471 891
郑州市	60 851		70 486	3 778 000	1 642 000	1 893 282
武汉市	125 500		79 684	4 261 600	4 465 800	2 106 600
长沙市	38 988		85 187	2 261 111	2 091 144	1 429 219
广州市	209 608		98 612	11 964 499	6 842 761	5 407 969
南宁市	28 366		75 481	1 333 182	989 695	547 046
海口市	9 926		68 037	632 028	435 300	462 180
成都市	184 600		79 292	7 195 900	7 439 200	4 169 100

续 表

地区＼健康保障	城镇登记失业人员（人）	Ⅰ-3-21 城镇登记失业率（%）	Ⅰ-3-22 城镇单位就业人员平均工资（元）	Ⅰ-3-23 城镇职工基本养老保险参保人数（全市）（人）	Ⅰ-3-24 城镇职工基本医疗保险参保人数（全市）（人）	Ⅰ-3-25 失业保险参保人数（全市）（人）
贵阳市	34 971		73 939	1 864 859	1 384 451	745 731
昆明市	53 196		76 350	1 572 259	1 530 419	993 000
西安市	115 121		77 774	3 891 200		1 549 600
兰州市	15 541		75 709	762 970	929 935	567 286
西宁市	16 400		73 540	572 600	256 215	273 821
银川市	29 273		77 206	833 852	727 213	497 773
乌鲁木齐市	38 090		78 072	1 268 004	1 220 090	820 006

附表Ⅱ-6　2017年省会城市人口数

地区＼人口	年末户籍人口（万人）（全市）	年末户籍人口（万人）（市辖区）
	《2018中国城市统计年鉴》第13页	《2018中国城市统计年鉴》第13页
石家庄市	**973**	**417**
太原市	**369**	**286**
呼和浩特市	**243**	**135**
沈阳市	**737**	**591**
长春市	**749**	**438**
哈尔滨市	**955**	**551**

续　表

地区＼人口	年末户籍人口(万人)(全市)	年末户籍人口(万人)(市辖区)
南京市	681	681
杭州市	754	615
合肥市	743	270
福州市	693	279
南昌市	525	305
济南市	644	484
郑州市	842	367
武汉市	854	854
长沙市	709	340
广州市	898	898
南宁市	757	375
海口市	171	171
成都市	1 435	812
贵阳市	408	251
昆明市	563	312
西安市	906	771
兰州市	326	207
西宁市	206	98

续 表

人口 地区	年末户籍人口(万人)(全市)	年末户籍人口(万人)(市辖区)
银川市	**189**	**116**
乌鲁木齐市	**223**	**217**

二、2018 年计划单列市健康城市指数原始数据

附表Ⅱ-7　计划单列市健康服务(设施)

健康服务 地区	医院数(个)	Ⅰ-1-1 每万人口医院数(个)	医院床位数(张)	Ⅰ-1-2 每万人口医院床位数(张)	执业(助理)医师数(人)	Ⅰ-1-5 每万人口医院、卫生院医生数(全市)(人)	医疗卫生机构注册护士数(人)	Ⅰ-1-6 每万人口医疗卫生机构注册护士数(人)
	《2018 中国城市统计年鉴》第 286 页		《2018 中国城市统计年鉴》第 286 页		《2018 中国城市统计年鉴》286 页		《2018 中国省市经济发展年鉴・下册》第 869 页	
大连市	**153**		**41 444**		20 301		24 048	
宁波市	**154**		**34 135**		24 268		15 079	
厦门市	**51**		**14 106**		12 705		13 402	
青岛市	**410**		**53 341**		30 867		33 985	
深圳市	**135**		**39 899**		33 299		22 044	

附表Ⅱ-8 计划单列市健康环境(1)

健康环境 / 地区	城市市容环境卫生建设投资额(辖区)(万元)	Ⅰ-2-8 人均城市市容环境卫生建设投资额(元)	Ⅰ-2-9 城市污水处理率(%)	Ⅰ-2-10 城市建成区绿化覆盖率(市辖区)(%)	Ⅰ-2-11 人均城市公园绿地面积(辖区)(平方米)
	《2018 中国省市经济发展年鉴·下册》第 394 页		《2018 中国省市经济发展年鉴·下册》第 469 页	《2018 中国城市统计年鉴》第 41 页	《2018 中国省市经济发展年鉴·下册》第 485 页
大连市	2 301		87.98	46.56	10.1
宁波市	64 046		95.48	39.85	11.5
厦门市	80 650		95.77	43.59	14.1
青岛市	5 769		97.06	39.05	17.4
深圳市	1 657		96.81	45.10	16.0

附表Ⅱ-9 计划单列市健康环境(2)

健康环境 / 地区	城市道路清扫保洁面积(辖区)(万平方米)	Ⅰ-2-12 人均城市道路清扫保洁面积(平方米)	Ⅰ-2-13 城市生活垃圾处理率(辖区)(%)	Ⅰ-2-14 人均城市道路面积(平方米)(市辖区)	Ⅰ-2-15 细颗粒物(PM2.5)年平均浓度(微克/立方米)
	《2018 中国省市经济发展年鉴·下册》第 489 页		《2018 中国省市经济发展年鉴·下册》第 501 页	《2018 中国省市经济发展年鉴·下册》第 449 页	《2018 中国统计年鉴》第 252 页
大连市	6 542		95.56	13.4	34
宁波市	4 290		100.00	12.5	37

续 表

健康环境 / 地区	城市道路清扫保洁面积(辖区)(万平方米)	Ⅰ-2-12 人均城市道路清扫保洁面积(平方米)	Ⅰ-2-13 城市生活垃圾处理率(辖区)(%)	Ⅰ-2-14 人均城市道路面积(平方米)(市辖区)	Ⅰ-2-15 细颗粒物(PM2.5)年平均浓度(微克/立方米)
厦门市	3 772		100.00	15.7	27
青岛市	7 064		100.00	19.1	39
深圳市	25 962		100.00	9.7	28

附表Ⅱ-10　计划单列市健康保障(1)

健康保障 / 地区	公共财政预算支出中医疗卫生支出(亿元)	Ⅰ-3-16 人均公共财政预算支出中医疗卫生支出(元)	公共财政预算支出(亿元)	Ⅰ-3-17 人均公共财政预算支出(元/人)	Ⅰ-3-18 医疗卫生支出占财政支出的比重(%)	Ⅰ-3-19 城镇居民人均可支配收入(元)	Ⅰ-3-20 农村居民人均可支配收入(元)
	《2015中国省市经济发展年鉴·下册》第213页		《2018中国省市经济发展年鉴·下册》第169页	《2018中国省市经济发展年鉴·下册》第173页		《2018中国省市经济发展年鉴·下册》第187页	《2018中国省市经济发展年鉴·下册》第199页
大连市	50.85		919.84	15 459.50		40 587	16 865
宁波市	71.54		1 410.60	23 628.22		55 656	30 871
厦门市	29.29		797.10	34 506.39		50 019	20 460
青岛市	58.43		1 403.03	17 472.29		47 176	19 364
深圳市	122.96		4 593.80	105 604.60		52 938	无

附表Ⅱ-11 计划单列市健康保障(2)

健康保障 / 地区	城镇登记失业人员(人)	Ⅰ-3-21 城镇登记失业率(%)	Ⅰ-3-22 城镇单位就业人员平均工资(元)	Ⅰ-3-23 城镇职工基本养老保险参保人数(全市)(人)	Ⅰ-3-24 城镇职工基本医疗保险参保人数(全市)(人)	Ⅰ-3-25 失业保险参保人数(全市)(人)
	《2018中国省市经济发展年鉴·下册》第87页		《2018中国省市经济发展年鉴·下册》第83页	《2018中国城市统计年鉴》第293页	《2018中国城市统计年鉴》第293页	《2018中国城市统计年鉴》第293页
大连市	60 852		81 884	2 053 686	3 963 797	1 524 292
宁波市	67 189		91 705	4 295 880	3 808 226	2 693 271
厦门市	30 700		75 452	2 500 000	2 427 500	2 110 900
青岛市	78 499		83 539	4 333 558	3 474 162	2 102 543
深圳市	41 370		100 173	11 335 302	11 510 112	10 894 867

附表Ⅱ-12 2017年计划单列市人口数

人口 / 地区	年末户籍人口(万人)(全市)	年末户籍人口(万人)(市辖区)
	《2018中国城市统计年鉴》第13页	《2018中国城市统计年鉴》第13页
大连市	**595**	**400**
宁波市	**597**	**290**
厦门市	**231**	**231**
青岛市	**803**	
深圳市	**435**	**435**

三、2018 年地级市健康城市指数原始数据

附表Ⅱ-13　地级市健康服务(设施)

健康服务 / 地区	医院数(个)	Ⅰ-1-1 每万人口医院数(个)	医院床位数(张)	Ⅰ-1-2 每万人口医院床位数(张)	执业(助理)医师数(人)	Ⅰ-1-5 每万人口医院、卫生院医生数(全市)(人)	医疗卫生机构注册护士数(人)	Ⅰ-1-6 每万人口医疗卫生机构注册护士数(人)
	《2018 中国城市统计年鉴》第 286 页		《2018 中国城市统计年鉴》第 286 页		《2018 中国城市统计年鉴》286 页		《2018 中国省市经济发展年鉴・下册》第 869 页	
河北省								
唐山市	**173**		**33 458**		18 690		7 987	
秦皇岛市	**71**		**13 776**		9 448		6 022	
邯郸市	**214**		**35 057**		20 836		10 582	
保定市	**365**		**44 388**		28 300		10 059	
廊坊市	**153**		**16 913**		11 877		2 939	
山西省								
大同市	**143**		**15 553**		9 464		8 771	
阳泉市	**49**		**5 812**		3 893		4 558	
晋中市	**106**		**11 656**		7 129		7 632	

续　表

健康服务 / 地区	医院数(个)	Ⅰ-1-1每万人口医院数(个)	医院床位数(张)	Ⅰ-1-2每万人口医院床位数(张)	执业(助理)医师数(人)	Ⅰ-1-5每万人口医院、卫生院医生数(全市)(人)	医疗卫生机构注册护士数(人)	Ⅰ-1-6每万人口医疗卫生机构注册护士数(人)
运城市	**269**		**22 414**		11 583		11 322	
临汾市	**189**		**15 955**		11 043		10 121	
内蒙古自治区								
包头市	**84**		**15 818**		8 588		11 023	
乌海市	**27**		**3 087**		1 536		2 026	
赤峰市	**98**		**20 383**		11 601		11 305	
通辽市	**81**		**14 348**		7 114		6 011	
鄂尔多斯市	**90**		**9 494**		5 652		5 581	
辽宁省								
鞍山市	**104**		**19 076**		6 680		9 866	
锦州市	**77**		**15 147**		6 111		5 855	
铁岭市	**153**		**12 765**		5 700		4 770	
吉林省								
吉林市	**148**		**23 937**		12 862		13 588	
四平市	**63**		**12 880**		7 178		6 978	
辽源市	**21**		**4 702**		2 808		2 910	

续 表

健康服务 / 地区	医院数(个)	Ⅰ-1-1每万人口医院数(个)	医院床位数(张)	Ⅰ-1-2每万人口医院床位数(张)	执业(助理)医师数(人)	Ⅰ-1-5每万人口医院、卫生院医生数(全市)(人)	医疗卫生机构注册护士数(人)	Ⅰ-1-6每万人口医疗卫生机构注册护士数(人)
通化市	**66**		**10 019**		6 007		4 850	
白山市	**36**		**7 337**		3 568		3 499	
黑龙江省								
齐齐哈尔市	**116**		**25 219**		10 377		11 770	
鸡西市	**68**		**11 135**		4 368		4 881	
佳木斯市	**92**		**14 351**		5 694		6 715	
牡丹江市	**79**		**15 700**		7 797		8 388	
江苏省								
徐州市	**135**		**39 764**		22 900		25 300	
南通市	**222**		**33 283**		18 800		19 400	
连云港市	**80**		**16 769**		11 500		11 700	
扬州市	**69**		**16 260**		10 900		11 300	
浙江省								
温州市	**142**		**36 327**		26 674		12 913	
绍兴市	**76**		**21 242**		15 195		7 772	
金华市	**131**		**26 814**		16 372		8 154	

续 表

健康服务 / 地区	医院数(个)	Ⅰ-1-1每万人口医院数(个)	医院床位数(张)	Ⅰ-1-2每万人口医院床位数(张)	执业(助理)医师数(人)	Ⅰ-1-5每万人口医院、卫生院医生数(全市)(人)	医疗卫生机构注册护士数(人)	Ⅰ-1-6每万人口医疗卫生机构注册护士数(人)
安徽省								
芜湖市	**83**		**17 741**		8 702		9 922	
蚌埠市	**81**		**15 289**		6 297		9 058	
淮南市	**72**		**13 645**		6 201		8 108	
马鞍山市	**62**		**7 610**		4 756		5 588	
福建省								
莆田市	**47**		**10 843**		5 376		6 419	
泉州市	**130**		**25 633**		15 903		16 891	
漳州市	**76**		**17 192**		10 356		10 077	
江西省								
景德镇市	**31**		**7 205**		3 147		4 284	
萍乡市	**32**		**8 025**		4 433		6 136	
九江市	**62**		**16 363**		10 027		11 517	
赣州市	**85**		**42 064**		14 048		18 669	
吉安市	**57**		**15 044**		8 028		9 222	
山东省								
青岛市	**410**		**53 341**		30 867		33 985	

续 表

健康服务 / 地区	医院数(个)	Ⅰ-1-1每万人口医院数(个)	医院床位数(张)	Ⅰ-1-2每万人口医院床位数(张)	执业(助理)医师数(人)	Ⅰ-1-5每万人口医院、卫生院医生数(全市)(人)	医疗卫生机构注册护士数(人)	Ⅰ-1-6每万人口医疗卫生机构注册护士数(人)
淄博市	**157**		**24 022**		14 452		15 061	
泰安市	**103**		**24 953**		13 535		16 023	
威海市	**50**		**14 068**		8 097		9 901	
河南省								
洛阳市	**142**		**35 734**		17 586		20 073	
平顶山市	**87**		**21 915**		11 355		12 096	
安阳市	**100**		**21 548**		13 263		11 929	
鹤壁市	**43**		**7 893**		3 845		3 742	
湖北省								
宜昌市	**91**		**21 309**		10 919		7 928	
荆州市	**67**		**20 440**		12 639		7 228	
黄冈市	**68**		**20 700**		13 400		7 077	
咸宁市	**32**		**9 632**		6 743		3 238	
湖南省								
湘潭市	**63**		**14 909**		7 526		8 269	
岳阳市	**242**		**21 880**		15 306		10 478	

续　表

健康服务 / 地区	医院数(个)	Ⅰ-1-1每万人口医院数(个)	医院床位数(张)	Ⅰ-1-2每万人口医院床位数(张)	执业(助理)医师数(人)	Ⅰ-1-5每万人口医院、卫生院医生数(全市)(人)	医疗卫生机构注册护士数(人)	Ⅰ-1-6每万人口医疗卫生机构注册护士数(人)
常德市	**85**		**21 533**		15 367		12 124	
张家界市	**30**		**6 293**		3 207		3 596	
益阳市	**82**		**17 648**		10 996		9 233	
广东省								
珠海市	**43**		**8 335**		6 427		4 365	
汕头市	**44**		**15 343**		9 741		5 402	
佛山市	**110**		**32 646**		18 134		13 558	
广西壮族自治区								
柳州市	**65**		**17 890**		10 330		14 105	
桂林市	**66**		**15 738**		11 614		14 096	
北海市	**25**		**5 793**		3 514		4 383	
防城港市	**14**		**2 635**		2 042		2 406	
海南省								
三亚市	**11**		**2 361**		2 219		2 887	
四川省								
攀枝花市	**24**		**9 005**		4 531		4 663	

续 表

健康服务 地区	医院数(个)	Ⅰ-1-1每万人口医院数(个)	医院床位数(张)	Ⅰ-1-2每万人口医院床位数(张)	执业(助理)医师数(人)	Ⅰ-1-5每万人口医院、卫生院医生数(全市)(人)	医疗卫生机构注册护士数(人)	Ⅰ-1-6每万人口医疗卫生机构注册护士数(人)
德阳市	**85**		**15 571**		8 953		9 333	
绵阳市	**90**		**23 645**		11 738		13 037	
南充市	**112**		**29 686**		13 077		12 638	
贵州省								
六盘水市	**111**		**12 563**		5 106		7 177	
遵义市	**193**		**36 986**		14 432		19 241	
安顺市	**73**		**9 725**		3 743		4 690	
毕节市	**509**		**35 143**		11 505		13 753	
云南省								
曲靖市	**113**		**24 113**		9 345		4 528	
玉溪市	**72**		**11 119**		5 889		2 966	
保山市	**50**		**8 912**		4 360		1 795	
丽江市	**30**		**4 452**		2 085		1 097	
普洱市	**43**		**8 600**		4 215		2 232	
陕西省								
铜川市	**47**		**5 531**		2 505		3 767	

续　表

健康服务 / 地区	医院数(个)	Ⅰ-1-1 每万人口医院数(个)	医院床位数(张)	Ⅰ-1-2 每万人口医院床位数(张)	执业(助理)医师数(人)	Ⅰ-1-5 每万人口医院、卫生院医生数(全市)(人)	医疗卫生机构注册护士数(人)	Ⅰ-1-6 每万人口医疗卫生机构注册护士数(人)
宝鸡市	**105**		**20 029**		9 858		12 297	
延安市	**63**		**10 152**		5 266		7 451	
榆林市	**109**		**16 359**		7 390		10 682	
甘肃省								
嘉峪关市	**10**		**1 668**		864		1 446	
金昌市	**13**		**2 442**		1 385		1 570	
白银市	**102**		**7 734**		3 341		3 892	
天水市	**49**		**10 771**		5 045		5 566	
酒泉市	**36**		**5 169**		3 430		3 426	
宁夏回族自治区								
石嘴山市	**35**		**3 998**		2 171		2 578	
吴忠市	**50**		**5 783**		2 647		3 336	
固原市	**13**		**5 572**		2 513		2 674	
中卫市	**28**		**3 993**		1 866		2 217	
新疆维吾尔自治区								
克拉玛依市	**5**		**2 040**		2 480		1 418	

附表Ⅱ-14　地级市健康环境(1)

地区＼健康环境	城市市容环境卫生建设投资额(辖区)(万元)	Ⅰ-2-8 人均城市市容环境卫生建设投资额(元)	Ⅰ-2-9 城市污水处理率(%)	Ⅰ-2-10 城市建成区绿化覆盖率(市辖区)(%)	Ⅰ-2-11 人均城市公园绿地面积(辖区)(平方米)
	《2018 中国省市经济发展年鉴·下册》第 394 页		《2018 中国省市经济发展年鉴·下册》第 469 页	《2018 中国城市统计年鉴》第 41 页	《2018 中国省市经济发展年鉴·下册》第 485 页
河北省					
唐山市	430		97.60	40.79	15.9
秦皇岛市	5 090		96.70	40.24	18.0
邯郸市	976(2016)		97.75	44.71	17.5
保定市	137		98.24	42.88	10.6
廊坊市	11 792		95.12	46.22	14.2
山西省					
大同市			90.47	41.75	11.3
阳泉市	3 434		87.51	47.18	9.7
晋中市	4 185		97.00	35.84	16.1
运城市	1 000(2010)		91.12	36.06	14.3
临汾市	267(2016)		94.44	38.37	10.5
内蒙古自治区					
包头市	84 339(2016)		92.76	44.30	14.9

续 表

健康环境 地区	城市市容环境卫生建设投资额（辖区）（万元）	Ⅰ-2-8 人均城市市容环境卫生建设投资额（元）	Ⅰ-2-9 城市污水处理率（%）	Ⅰ-2-10 城市建成区绿化覆盖率（市辖区）（%）	Ⅰ-2-11 人均城市公园绿地面积（辖区）（平方米）
乌海市	1 016		97.50	43.00	19.9
赤峰市	3 200		95.46	39.03	18.0
通辽市	7 408		98.31	43.00	21.2
鄂尔多斯市	14		97.31	42.78	39.4
辽宁省					
鞍山市	482 326		87.00	40.00	10.9
锦州市	650		95.68	38.13	14.2
铁岭市	7 506		100.00	32.24	13.9
吉林省					
吉林市	3 228		96.77	36.00	12.2
四平市			78.21	32.85	8.9
辽源市	673		100.00	37.23	10.2
通化市	1 306(2016)		94.76	36.46	14.4
白山市	392(2010)		78.07	22.77	9.0
黑龙江省					
齐齐哈尔市	5 455		91.49		10.0

续 表

健康环境 / 地区	城市市容环境卫生建设投资额（辖区）（万元）	Ⅰ-2-8 人均城市市容环境卫生建设投资额（元）	Ⅰ-2-9 城市污水处理率（%）	Ⅰ-2-10 城市建成区绿化覆盖率（市辖区）（%）	Ⅰ-2-11 人均城市公园绿地面积（辖区）（平方米）
鸡西市	21 800		91.96		11.3
佳木斯市	430		86.83		14.4
牡丹江市	975		66.62	27.08	11.6
江苏省					
徐州市	20 390		94.17	43.84	14.7
南通市	5 478		95.00	43.54	19.0
连云港市	6 780(2016)		90.37	40.00	14.4
扬州市	6 540		94.64	43.00	18.8
浙江省					
温州市	12 000		95.23	37.45	13.2
绍兴市	1 552		95.98	41.36	13.6
金华市	7 053		96.03	40.06	11.9
安徽省					
芜湖市	5 000		94.38	41.88	13.3
蚌埠市	32 014		99.51	41.06	13.2
淮南市	1 531		96.00	44.74	13.9

续　表

健康环境 / 地区	城市市容环境卫生建设投资额（辖区）（万元）	Ⅰ-2-8 人均城市市容环境卫生建设投资额（元）	Ⅰ-2-9 城市污水处理率（%）	Ⅰ-2-10 城市建成区绿化覆盖率（市辖区）（%）	Ⅰ-2-11 人均城市公园绿地面积（辖区）（平方米）
马鞍山市	17 729		97.81	44.11	15.0
福建省					
莆田市	11 867		92.18	44.84	14.2
泉州市	2 000		96.00	43.20	14.4
漳州市	168		90.85	43.90	15.7
江西省					
景德镇市	821		94.51	67.00	11.9
萍乡市	48		92.71	42.56	11.9
九江市	1 625		89.92	46.29	13.9
赣州市	31 763		91.94	47.03	13.9
吉安市	4 200		93.44	45.81	17.1
山东省					
淄博市	45 462		96.85	45.32	19.5
泰安市	3 071		97.00	45.04	22.8
威海市	11 773		97.00	45.89	26.1
河南省					

续 表

健康环境 / 地区	城市市容环境卫生建设投资额（辖区）（万元）	Ⅰ-2-8人均城市市容环境卫生建设投资额（元）	Ⅰ-2-9城市污水处理率（%）	Ⅰ-2-10城市建成区绿化覆盖率（市辖区）（%）	Ⅰ-2-11人均城市公园绿地面积（辖区）（平方米）
开封市	8 640		95.02	36.20	10.2
洛阳市	17 041		99.81	41.51	10.9
平顶山市	3 200		99.22	40.75	10.8
安阳市	5 390		97.81	41.20	11.5
鹤壁市	4 990		94.99	39.91	14.2
湖北省					
宜昌市	5 504		94.04	42.31	14.3
荆州市	417		93.15	36.03	10.8
黄冈市	1 800(2010)		98.09	40.50	14.0
咸宁市	1 074		95.14	40.85	14.5
湖南省					
湘潭市	1 634		96.20	45.81	10.9
岳阳市	300		95.41	42.04	9.5
常德市	11 634		99.82	44.38	13.7
张家界市			95.15	40.33	9.5
益阳市	2 120(2016)		95.00	39.02	9.5

续 表

健康环境 / 地区	城市市容环境卫生建设投资额（辖区）（万元）	Ⅰ-2-8 人均城市市容环境卫生建设投资额（元）	Ⅰ-2-9 城市污水处理率（%）	Ⅰ-2-10 城市建成区绿化覆盖率（市辖区）（%）	Ⅰ-2-11 人均城市公园绿地面积（辖区）（平方米）
广东省					
珠海市	16 669		96.36	48.20	19.8
汕头市	41 925		91.45		15.2
佛山市	87		96.42	42.83	16.6
广西壮族自治区					
柳州市	2 864		95.11	43.84	13.6
桂林市	1 534		92.93	40.23	12.2
北海市	5 056		98.56	40.70	10.6
防城港市	15 529(2016)		90.99	36.25	24.3
海南省					
三亚市	7 747(2010)		89.74	42.97	15.4
四川省					
攀枝花市	27 584		93.59		11.9
德阳市	431(2010)		91.19		11.5
绵阳市	3 347		97.50	40.09	11.5

续 表

健康环境 地区	城市市容环境卫生建设投资额（辖区）（万元）	Ⅰ-2-8 人均城市市容环境卫生建设投资额（元）	Ⅰ-2-9 城市污水处理率（%）	Ⅰ-2-10 城市建成区绿化覆盖率（市辖区）（%）	Ⅰ-2-11 人均城市公园绿地面积（辖区）（平方米）
南充市	6 000		82.30	44.10	12.5
贵州省					
六盘水市			65.36	37.22	11.6
遵义市	11 726		97.20	41.90	19.8
安顺市	253		94.43		20.6
毕节市	100		97.00		17.5
云南省					
曲靖市	910		95.79	31.87	6.9
玉溪市	1 198(2010)		95.03	37.85	11.4
保山市			92.01	36.15	10.3
丽江市	7 500(2010)		95.38	40.65	24.8
普洱市	1 360		90.14	39.32	10.6
陕西省					
铜川市	192		92.43	38.95	11.5
宝鸡市	300		92.60	41.40	12.3
延安市	5 044		91.87	40.76	10.3

续　表

健康环境 / 地区	城市市容环境卫生建设投资额（辖区）（万元）	Ⅰ-2-8 人均城市市容环境卫生建设投资额（元）	Ⅰ-2-9 城市污水处理率（%）	Ⅰ-2-10 城市建成区绿化覆盖率（市辖区）（%）	Ⅰ-2-11 人均城市公园绿地面积（辖区）（平方米）
榆林市	3 086		90.20	39.10	14.3
甘肃省					
嘉峪关市	7 540		92.78		37.5
金昌市	369		95.04	37.07	25.0
白银市	34 926(2010)		94.53	32.51	9.5
天水市	2 700(2016)		100.00	38.68	9.9
酒泉市	164(2010)		93.61	37.21	11.6
宁夏回族自治区					
石嘴山市	724		96.28	40.75	26.6
吴忠市	262(2010)		93.52	40.61	16.8
固原市	3 996(2010)		90.30	36.68	24.8
中卫市	676		97.28	39.51	23.1
新疆维吾尔自治区					
克拉玛依市	697		95.11	43.05	11.6

附表Ⅱ-15　地级市健康环境(2)

健康环境 / 地区	城市道路清扫保洁面积(辖区)(万平方米)	Ⅰ-2-12 人均城市道路清扫保洁面积(平方米)	Ⅰ-2-13 城市生活垃圾处理率(辖区)(%)	Ⅰ-2-14 人均城市道路面积(平方米)(市辖区)	Ⅰ-2-15 细颗粒物(PM2.5)年平均浓度(微克/立方米)
	《2018 中国省市经济发展年鉴·下册》第 489 页		《2018 中国省市经济发展年鉴·下册》第 501 页	《2018 中国省市经济发展年鉴·下册》第 449 页	《2018 中国统计年鉴》第 252 页
河北省					
唐山市	3 146		100.00	16.9	66
秦皇岛市	2 166		100.00	17.7	44
邯郸市	2 559		100.00	20.6	86
保定市	2 807		100.00	19.8	84
廊坊市	8 865		100.00	17.8	
山西省					
大同市	2 290		100.00	18.3	36
阳泉市	669		100.00	16.7	61
晋中市	1 203		100.00	22.0	
运城市	700		99.67	16.8	
临汾市	744		100.00	11.3	79
内蒙古自治区					
包头市	3 761		98.01	15.8	44

续 表

地区＼健康环境	城市道路清扫保洁面积(辖区)(万平方米)	Ⅰ-2-12 人均城市道路清扫保洁面积(平方米)	Ⅰ-2-13 城市生活垃圾处理率(辖区)(%)	Ⅰ-2-14 人均城市道路面积(平方米)(市辖区)	Ⅰ-2-15 细颗粒物(PM2.5)年平均浓度(微克/立方米)
乌海市	1 141		99.00	26.1	34
赤峰市	1 763		100.00	24.6	
通辽市	1 226		100.00	27.1	
鄂尔多斯市	3 167		100.00	57.6	
辽宁省					
鞍山市	3 116		100.00	12.3	48
锦州市	1 462		100.00	12.4	48
铁岭市	459		100.00	15.3	
吉林省					
长春市	6 926		95.89	17.7	46
吉林市	1 914		100.00	13.0	52
四平市	792		100.00	10.3	
辽源市	395		100.00	9.3	
通化市	506		100.00	9.1	
白山市	397		87.87	10.6	

续 表

健康环境 地区	城市道路清扫保洁面积(辖区)(万平方米)	Ⅰ-2-12 人均城市道路清扫保洁面积(平方米)	Ⅰ-2-13 城市生活垃圾处理率(辖区)(%)	Ⅰ-2-14 人均城市道路面积(平方米)(市辖区)	Ⅰ-2-15 细颗粒物(PM2.5)年平均浓度(微克/立方米)
黑龙江省					
齐齐哈尔市	1 887		68.63	10.9	38
鸡西市	666		86.64	9.9	
佳木斯市	1 316		95.83	10.7	
牡丹江市	1 444		100.00	15.8	36
江苏省					
徐州市	2 786		100.00	27.5	66
南通市	5 565		100.00	31.9	39
连云港市	3 989		100.00	24.5	45
扬州市	2 225		100.00	21.6	54
浙江省					
温州市	3 694		100.00	15.7	38
绍兴市	2 965		100.00	17.8	45
金华市	1 719		100.00	25.4	
安徽省					
芜湖市	2 636		100.00	24.8	49

续　表

地区＼健康环境	城市道路清扫保洁面积(辖区)(万平方米)	Ⅰ-2-12 人均城市道路清扫保洁面积(平方米)	Ⅰ-2-13 城市生活垃圾处理率(辖区)(%)	Ⅰ-2-14 人均城市道路面积(平方米)(市辖区)	Ⅰ-2-15 细颗粒物(PM2.5)年平均浓度(微克/立方米)
蚌埠市	2 529		100.00	20.7	
淮南市	2 532		100.00	16.5	
马鞍山市	1 519		100.00	19.9	50
福建省					
莆田市	1 100		98.57	17.6	
泉州市	1 980		98.69	26.8	28
漳州市	1 088		99.70	25.1	
江西省					
景德镇市	1 087		100.00	24.3	
萍乡市	648		100.00	16.1	
九江市	1 655		100.00	22.0	48
赣州市	2 020		100.00	15.9	
吉安市	470		100.00	20.7	
山东省					
淄博市	4 155		100.00	27.7	65
泰安市	2 029		100.00	28.5	58

续 表

健康环境 / 地区	城市道路清扫保洁面积(辖区)(万平方米)	Ⅰ-2-12人均城市道路清扫保洁面积(平方米)	Ⅰ-2-13城市生活垃圾处理率(辖区)(%)	Ⅰ-2-14人均城市道路面积(平方米)(市辖区)	Ⅰ-2-15细颗粒物(PM2.5)年平均浓度(微克/立方米)
威海市	2 620		100.00	33.8	
河南省					
开封市	1 925		100.00	18.4	62
洛阳市	3 015		100.00	11.3	69
平顶山市	1 300		100.00	13.8	63
安阳市	1 119		100.00	15.1	79
鹤壁市	1 082		100.00	17.5	
湖北省					
宜昌市	1 541		100.00	22.3	58
荆州市	472		100.00	12.3	56
黄冈市	523		99.15	31.0	
咸宁市	913		100.00	30.6	
湖南省					
湘潭市	1 054		100.00	28.3	51
岳阳市	2 057		100.00	17.1	49
常德市	2 077		100.00	12.6	54

续　表

健康环境/地区	城市道路清扫保洁面积(辖区)(万平方米)	Ⅰ-2-12人均城市道路清扫保洁面积(平方米)	Ⅰ-2-13城市生活垃圾处理率(辖区)(%)	Ⅰ-2-14人均城市道路面积(平方米)(市辖区)	Ⅰ-2-15细颗粒物(PM2.5)年平均浓度(微克/立方米)
张家界市	417		100.00	20.1	42
益阳市	1 753		100.00	13.6	
广东省					
珠海市	5 178		100.00	14.6	30
汕头市	3 584		91.93	10.0	29
佛山市	3 815		100.00	14.8	
广西壮族自治区					
柳州市	3 477		100.00	13.6	45
桂林市	2 130		100.00	16.0	44
北海市	1 722		100.00	20.5	28
防城港市	665		100.00	31.1	
海南省					
三亚市	4 918		100.00	15.3	
四川省					
攀枝花市	762		100.00	12.0	34
德阳市	852		100.00	14.8	51

续 表

地区＼健康环境	城市道路清扫保洁面积(辖区)(万平方米)	Ⅰ-2-12 人均城市道路清扫保洁面积(平方米)	Ⅰ-2-13 城市生活垃圾处理率(辖区)(%)	Ⅰ-2-14 人均城市道路面积(平方米)(市辖区)	Ⅰ-2-15 细颗粒物(PM2.5)年平均浓度(微克/立方米)
绵阳市	2 227		100.00	18.3	48
南充市	1 755		100.00	14.6	46
贵州省					
六盘水市	600		95.12	12.9	
遵义市	2 849		95.30	11.0	33
安顺市	1 017		95.01	20.2	
毕节市	496		94.47	16.6	
云南省					
曲靖市	1 184		100.00	10.5	28
玉溪市	530		100.00	18.0	23
保山市	487		100.00	17.6	
丽江市	310		99.85	11.1	
普洱市	400		98.17	9.5	
陕西省					
铜川市	421		92.78	9.2	52
宝鸡市	1 490		99.90	15.6	58

续　表

健康环境 地区	城市道路清扫保洁面积(辖区)(万平方米)	Ⅰ-2-12 人均城市道路清扫保洁面积(平方米)	Ⅰ-2-13 城市生活垃圾处理率(辖区)(%)	Ⅰ-2-14 人均城市道路面积(平方米)(市辖区)	Ⅰ-2-15 细颗粒物(PM2.5)年平均浓度(微克/立方米)
延安市	330		99.90	7.7	42
榆林市	1 192		94.50	18.7	
甘肃省					
嘉峪关市	591		100.00	19.8	
金昌市	768		100.00	25.7	24
白银市	715		100.00	14.3	
天水市	473		100.00	9.3	
酒泉市	455		100.00	11.7	
宁夏回族自治区					
石嘴山市	1 447		98.65	37.7	43
吴忠市	780		100.00	19.3	
固原市	672		98.00	30.6	
中卫市	680		97.17	29.3	
新疆维吾尔自治区					
克拉玛依市	1 157		99.07	29.4	34

附表Ⅱ-16　地级市健康保障(1)

健康保障／地区	公共财政预算支出中医疗卫生支出(亿元)	Ⅰ-3-16 人均公共财政预算支出中医疗卫生支出(元)	公共财政预算支出(亿元)	Ⅰ-3-17 人均公共财政预算支出(元/人)	Ⅰ-3-18 医疗卫生支出占财政支出的比重(%)	Ⅰ-3-19 城镇居民人均可支配收入(元)	Ⅰ-3-20 农村居民人均可支配收入(元)
	《2015 中国省市经济发展年鉴・下册》第 213 页		《2018 中国省市经济发展年鉴・下册》第 169 页	《2018 中国省市经济发展年鉴・下册》第 173 页		《2018 中国省市经济发展年鉴・下册》第 187 页	《2018 中国省市经济发展年鉴・下册》第 199 页
河北省							
唐山市	23.73		662.63	8 776.59		36 415	16 229
秦皇岛市	10.72		262.70	8 815.39		32 795	12 563
邯郸市	38.90		547.01	5 204.64		28 774	13 151
保定市	48.79		663.67	5 535.21		27 859	12 779
廊坊市	21.58		582.70	12 293.32		37 474	15 487
山西省							
大同市	16.80		325.51	10 236.01		27 981	8 862
阳泉市	7.77		106.06	8 034.55		29 581	12 963
晋中市	19.22		278.92	8 401.30		30 927	12 297
运城市	24.35		303.01	5 906.69		27 302	9 992
临汾市	24.70		334.34	7 721.54		28 873	10 742

续 表

健康保障 地区	公共财政预算支出中医疗卫生支出(亿元)	Ⅰ-3-16人均公共财政预算支出中医疗卫生支出(元)	公共财政预算支出(亿元)	Ⅰ-3-17人均公共财政预算支出(元/人)	Ⅰ-3-18医疗卫生支出占财政支出的比重(%)	Ⅰ-3-19城镇居民人均可支配收入(元)	Ⅰ-3-20农村居民人均可支配收入(元)
内蒙古自治区							
包头市	16.56		330.32	14 746.40		44 231	15 901
乌海市	6.33		90.39	20 543.43		39 400	16 821
赤峰市	31.00		462.51	10 054.48		29 660	10 352
通辽市	20.37		316.99	10 031.30		29 667	12 566
鄂尔多斯市	25.85		473.37	29 402.12		43 559	16 729
辽宁省							
鞍山市	22.88		273.84	7 960.50		33 320	15 075
锦州市	14.12		237.57	8 026.04		30 412	14 493
铁岭市	14.59		189.65	6 450.57		23 337	13 377
吉林省							
吉林市	32.18		401.22	9 667.93		27 179	13 096
四平市	20.86		303.80	9 493.86		25 295	12 871
辽源市	8.36		122.67	10 395.92		25 267	12 555
通化市	14.43		254.58	11 731.86		25 460	11 660
白山市	9.75		186.34	15 528.07		22 674	10 469

续 表

健康保障 地区	公共财政预算支出中医疗卫生支出(亿元)	Ⅰ-3-16 人均公共财政预算支出中医疗卫生支出(元)	公共财政预算支出(亿元)	Ⅰ-3-17 人均公共财政预算支出(元/人)	Ⅰ-3-18 医疗卫生支出占财政支出的比重(%)	Ⅰ-3-19 城镇居民人均可支配收入(元)	Ⅰ-3-20 农村居民人均可支配收入(元)
黑龙江省							
齐齐哈尔市	28.60		463.93	8 687.86		26 304	13 965
鸡西市	9.88		184.47	10 540.87		22 607	16 808
佳木斯市	14.18		274.27	11 670.91		26 332	14 872
牡丹江市	15.88		286.15	11 221.63		30 569	16 896
江苏省							
徐州市	49.89		827.33	7 962.79		30 987	16 697
南通市	53.83		810.08	10 603.15		42 756	20 472
连云港市	26.09		390.56	7 327.53		30 293	15 273
扬州市	24.12		507.64	11 035.66		38 828	19 694
浙江省							
温州市	40.19		761.61	9 231.65		51 866	25 154
绍兴市	29.42		469.83	10 534.31		54 445	30 331
金华市	33.59		536.69	11 042.91		50 653	23 922
安徽省							
芜湖市	28.59		463.30	11 940.71		35 127	18 830

续 表

健康保障 / 地区	公共财政预算支出中医疗卫生支出(亿元)	Ⅰ-3-16 人均公共财政预算支出中医疗卫生支出(元)	公共财政预算支出(亿元)	Ⅰ-3-17 人均公共财政预算支出(元/人)	Ⅰ-3-18 医疗卫生支出占财政支出的比重(%)	Ⅰ-3-19 城镇居民人均可支配收入(元)	Ⅰ-3-20 农村居民人均可支配收入(元)
蚌埠市	21.08		297.71	7 814.01		45 555	13 769
淮南市	12.26		233.28	5 981.61		24 194	11 841
马鞍山市	16.61		227.70	9 943.17		36 106	19 358
福建省							
莆田市	17.27		228.11	6 425.60		34 490	16 492
泉州市	39.32		637.81	8 595.80		42 696	18 606
漳州市	27.57		429.19	8 350.01		33 359	16 676
江西省							
景德镇市	9.92		192.13	11 368.53		34 283	15 095
萍乡市	12.29		224.94	11 246.89		33 120	16 598
九江市	36.90		525.01	10 096.43		32 592	13 303
赣州市	57.15		776.33	7 970.58		29 567	9 717
吉安市	31.90		433.22	8 082.38		31 936	12 543
山东省							
淄博市	24.88		446.03	10 300.83		39 410	16 953
泰安市	30.16		355.96	6 233.91		32 739	15 674

续 表

健康保障 / 地区	公共财政预算支出中医疗卫生支出(亿元)	Ⅰ-3-16 人均公共财政预算支出中医疗卫生支出(元)	公共财政预算支出(亿元)	Ⅰ-3-17 人均公共财政预算支出(元/人)	Ⅰ-3-18 医疗卫生支出占财政支出的比重(%)	Ⅰ-3-19 城镇居民人均可支配收入(元)	Ⅰ-3-20 农村居民人均可支配收入(元)
威海市	16.27		359.56	14 045.34		42 703	18 963
河南省							
开封市	27.28		334.74	5 988.11		26 864	12 126
洛阳市	36.89		549.35	7 453.91		33 273	12 511
平顶山市	25.95		317.59	5 601.16		29 625	12 222
安阳市	27.76		316.60	5 073.70		30 421	13 697
鹤壁市	9.04		122.41	7 200.31		28 520	15 326
湖北省							
宜昌市	30.30		493.83	12 597.69		29 735(2016)	15 253
荆州市	25.08		405.64	6 318.45		27 666(2016)	15 962
黄冈市	35.12		454.48	6 141.67		24 796(2016)	12 116
咸宁市	15.89		227.11	7 470.80		25 839(2016)	13 925
湖南省							
湘潭市	16.49		281.14	9 761.64		34 167	17 885
岳阳市	32.51		489.06	8 625.45		30 009	14 265
常德市	35.63		490.50	8 093.98		28 735	13 847
张家界市	9.09		152.35	8 962.05		22 944	8 692

续 表

健康保障 / 地区	公共财政预算支出中医疗卫生支出(亿元)	Ⅰ-3-16 人均公共财政预算支出中医疗卫生支出(元)	公共财政预算支出(亿元)	Ⅰ-3-17 人均公共财政预算支出(元/人)	Ⅰ-3-18 医疗卫生支出占财政支出的比重(%)	Ⅰ-3-19 城镇居民人均可支配收入(元)	Ⅰ-3-20 农村居民人均可支配收入(元)
益阳市	25.57		334.57	6 984.79		26 934	14 556
广东省							
珠海市	9.90		493.89	41 502.96		46 826	23 496
汕头市	26.13		331.63	5 869.61		27 175	14 905
佛山市	28.90		774.96	18 451.31		46 849	26 390
广西壮族自治区							
柳州市	23.96		374.56	9 678.66		32 661	12 151
桂林市	36.21		434.07	8 128.64		32 534	13 345
北海市	11.71		157.65	9 008.78		31 912	12 749
防城港市	6.47		120.47	12 292.52		32 079	13 373
海南省							
海口市	16.51		198.32	11 597.56		33 320	12 679(2016)
三亚市	5.39		130.02	22 037.49		33 638	13 360(2016)
四川省							
攀枝花市	9.35		137.04	12 572.04		35 620	15 336
德阳市	21.17		240.17	6 190.04		31 609	15 207

续　表

健康保障 / 地区	公共财政预算支出中医疗卫生支出(亿元)	Ⅰ-3-16 人均公共财政预算支出中医疗卫生支出(元)	公共财政预算支出(亿元)	Ⅰ-3-17 人均公共财政预算支出(元/人)	Ⅰ-3-18 医疗卫生支出占财政支出的比重(%)	Ⅰ-3-19 城镇居民人均可支配收入(元)	Ⅰ-3-20 农村居民人均可支配收入(元)
绵阳市	30.53		365.06	6 798.22		31 822	14 752
南充市	41.79		460.40	6 281.04		28 333	12 389
贵州省							
六盘水市	21.37		292.27	8 546.01		27 893	9 069
遵义市	49.73		636.81	7 910.65		29 617	11 130
安顺市	17.80		255.89	8 501.39		27 224	8 956
毕节市	47.61		527.75	5 717.72		27 320	8 473
云南省							
曲靖市	32.12		442.54	6 695.05		29 485(2016)	11 345
玉溪市	19.00		262.12	11 969.08		32 177(2016)	13 057
保山市	17.88		238.03	9 050.59		27 801(2016)	10 321
丽江市	10.28		160.80	13 072.84		28 099(2016)	9 520
普洱市	19.31		271.78	10 742.45		24 795(2016)	9 484
陕西省							
铜川市	6.06		116.99	14 094.88		27 594(2016)	9 478(2016)
宝鸡市	21.71		304.58	7 994.11		31 730(2016)	10 287(2016)

续 表

健康保障 / 地区	公共财政预算支出中医疗卫生支出(亿元)	Ⅰ-3-16 人均公共财政预算支出中医疗卫生支出(元)	公共财政预算支出(亿元)	Ⅰ-3-17 人均公共财政预算支出(元/人)	Ⅰ-3-18 医疗卫生支出占财政支出的比重(%)	Ⅰ-3-19 城镇居民人均可支配收入(元)	Ⅰ-3-20 农村居民人均可支配收入(元)
延安市	24.37		353.28	14 843.60		30 693(2016)	10 568(2016)
榆林市	37.71		555.14	14 419.30		29 781(2016)	10 582(2016)
甘肃省							
嘉峪关市	1.81		27.73	13 203.52		36 491	17 796
金昌市	3.27		59.70	12 977.65		34 672	13 291
白银市	12.49		160.17	8 800.75		27 465	8 263
天水市	22.67		202.16	7 519.48		24 612	7 065
酒泉市	10.43		141.53	14 296.44		32 178	15 764
宁夏回族自治区							
石嘴山市	6.57		91.67	12 388.38		28 186	12 880
吴忠市	12.71		200.22	14 001.13		25 364	10 912
固原市	12.49		226.00	14 966.72		24 628	8 579
中卫市	9.06		156.69	12 843.70		25 344	9 365
新疆维吾尔自治区							
克拉玛依市	8.00		111.29	35 899.94		39 000	10 296(2010)

附表Ⅱ-17　地级市健康保障(2)

健康保障 / 地区	城镇登记失业人员(人)	Ⅰ-3-21 城镇登记失业率(%)	Ⅰ-3-22 城镇单位就业人员平均工资(元)	Ⅰ-3-23 城镇职工基本养老保险参保人数(全市)(人)	Ⅰ-3-24 城镇职工基本医疗保险参保人数(全市)(人)	Ⅰ-3-25 失业保险参保人数(全市)(人)
	《2018 中国省市经济发展年鉴·下册》第 87 页		《2018 中国省市经济发展年鉴·下册》第 83 页	《2018 中国城市统计年鉴》第 293 页	《2018 中国城市统计年鉴》第 293 页	《2018 中国城市统计年鉴》第 293 页
河北省						
唐山市	44 246		66 843	2 297 875	1 595 527	862 276
秦皇岛市	23 529		70 753	853 499	649 568	361 079
邯郸市	61 551		58 917	1 482 040	898 489	695 145
保定市	43 820		63 835	1 438 067	1 193 991	534 495
廊坊市	10 476		77 665	963 606	650 381	305 335
山西省						
大同市	41 714		59 924	719 388	820 000	449 773
阳泉市	8 141		56 255	310 948	385 962	251 236
晋中市	12 696		61 554	507 100	547 179	321 822
运城市	12 057		55 267	565 033	496 500	339 492
临汾市	18 722		56 866	600 863	573 203	347 000
内蒙古自治区						
包头市	55 240		69 706	988 424	754 009	425 148

续 表

健康保障 地区	城镇登记失业人员(人)	Ⅰ-3-21 城镇登记失业率(%)	Ⅰ-3-22 城镇单位就业人员平均工资(元)	Ⅰ-3-23 城镇职工基本养老保险参保人数(全市)(人)	Ⅰ-3-24 城镇职工基本医疗保险参保人数(全市)(人)	Ⅰ-3-25 失业保险参保人数(全市)(人)
乌海市	8 625		67 658	180 398	221 073	90 065
赤峰市	27 414		63 809	437 049	608 500	271 201
通辽市	17 466		61 470	533 600	358 700	183 000
鄂尔多斯市	21 952		78 166	400 027	374 397	221 930
辽宁省						
鞍山市	31 223		50 187	1 144 849	966 107	551 520
锦州市	25 619		54 892	794 236	968 820	334 040
铁岭市	21 609		47 615	563 122	614 286	262 000
吉林省						
吉林市	48 691		59 923	1 135 077	946 391	428 791
四平市	13 945		56 235	250 377	563 108	234 276
辽源市	12 831		50 474	275 941	264 006	72 160
通化市	8 472		52 054	573 954	1 155 162	181 259
白山市	12 431		50 230	211 658	281 355	115 517
黑龙江省						
齐齐哈尔市	45 189		50 558(2016)	520 458	717 700	195 400

续 表

地区 \ 健康保障	城镇登记失业人员（人）	Ⅰ-3-21 城镇登记失业率（%）	Ⅰ-3-22 城镇单位就业人员平均工资（元）	Ⅰ-3-23 城镇职工基本养老保险参保人数（全市）（人）	Ⅰ-3-24 城镇职工基本医疗保险参保人数（全市）（人）	Ⅰ-3-25 失业保险参保人数（全市）（人）
鸡西市	15 503		54 626	250 000	393 300	158 500
佳木斯市	23 229		54 018	253 946	304 626	137 500
牡丹江市	28 197		110 393	335 803	483 058	155 031
江苏省						
徐州市	30 375		63 917	1 818 912	1 562 327	899 017
南通市	36 149		75 315	2 179 190	1 434 358	1 063 632
连云港市	11 746		69 726	948 640	758 034	401 109
扬州市	23 830		71 663	1 078 981	980 946	665 692
浙江省						
温州市	31 540		75 881	2 722 226	1 789 990	1 144 576
绍兴市	37 498		67 489	2 249 032	1 793 268	1 318 144
金华市	23 639		82 199	1 991 043	1 497 770	850 114
安徽省						
芜湖市	16 494		66 883	838 043	747 084	429 033
蚌埠市	18 091		61 537	642 672	478 511	228 743
淮南市	23 659		71 218	418 474	574 704	312 086

续 表

健康保障 / 地区	城镇登记失业人员(人)	Ⅰ-3-21 城镇登记失业率(%)	Ⅰ-3-22 城镇单位就业人员平均工资(元)	Ⅰ-3-23 城镇职工基本养老保险参保人数(全市)(人)	Ⅰ-3-24 城镇职工基本医疗保险参保人数(全市)(人)	Ⅰ-3-25 失业保险参保人数(全市)(人)
马鞍山市	24 823		71 809	594 214	505 121	263 367
福建省						
莆田市	8 401		59 358	427 730	348 868	328 500
泉州市	22 217		61 253	1 540 292	1 163 502	684 055
漳州市	12 771		66 483	743 031	627 879	411 862
江西省						
景德镇市	16 792		57 851	416 671	322 253	131 000
萍乡市	9 600		61 464	499 072	419 499	160 138
九江市	19 560		61 938	766 359	693 212	351 978
赣州市	29 247		60 337	1 191 232	650 764	370 000
吉安市	25 667		54 256	754 301	374 548	230 366
山东省						
淄博市	34 101		67 003	1 188 201	1 322 684	816 100
泰安市	25 010		59 653	1 352 717	1 054 513	619 546
威海市	10 338		62 344	1 202 760	929 734	577 191
河南省						
开封市	27 077		51 541	675 901	574 202	250 477

续 表

健康保障 / 地区	城镇登记失业人员(人)	Ⅰ-3-21城镇登记失业率(%)	Ⅰ-3-22城镇单位就业人员平均工资(元)	Ⅰ-3-23城镇职工基本养老保险参保人数(全市)(人)	Ⅰ-3-24城镇职工基本医疗保险参保人数(全市)(人)	Ⅰ-3-25失业保险参保人数(全市)(人)
洛阳市	48 766		57 863	1 129 438	1 138 492	637 959
平顶山市	21 790		52 728	707 875	905 120	464 789
安阳市	28 469		51 098	931 629	577 226	427 551
鹤壁市	1 297		46 871	221 633	181 958	146 501
湖北省						
宜昌市	25 858		50 498	1 192 546	847 983	522 560
荆州市	33 639		56 499	1 182 556	654 163	337 695
黄冈市	14 641		44 922	889 657	489 819	228 966
咸宁市	10 676		44 700	430 350	258 700	145 302
湖南省						
湘潭市	19 829		62 933	603 406	470 992	330 019
岳阳市	41 624		54 893	831 976	626 829	381 436
常德市	27 255		59 399	1 146 249	566 132	314 805
张家界市	5 709		63 884	186 700	134 884	102 856
益阳市	16 058		60 754	595 990	358 300	215 355
广东省						
珠海市	10 972		81 014	1 063 953	1 751 105	981 782

续 表

健康保障 / 地区	城镇登记失业人员(人)	Ⅰ-3-21 城镇登记失业率(%)	Ⅰ-3-22 城镇单位就业人员平均工资(元)	Ⅰ-3-23 城镇职工基本养老保险参保人数(全市)(人)	Ⅰ-3-24 城镇职工基本医疗保险参保人数(全市)(人)	Ⅰ-3-25 失业保险参保人数(全市)(人)
汕头市	18 369		61 819	1 144 578	547 005	799 929
佛山市	23 127		72 712	4 817 252	3 029 694	2 448 370
广西壮族自治区						
柳州市	23 097		64 958	1 083 599	859 439	422 905
桂林市	20 726		65 694	912 542	702 182	365 326
北海市	4 519		60 622	205 463	217 328	112 599
防城港市	2 419		63 484	127 922	109 367	70 778
海南省						
三亚市	3 434		72 826	193 848	224 297	218 967
四川省						
攀枝花市	14 370		76 879	298 994	397 781	172 979
德阳市	20 983		74 061	660 898	720 736	328 064
绵阳市	33 527		69 621	1 215 163	706 711	363 126
南充市	28 609		60 989	1 164 863	565 557	184 604
贵州省						
六盘水市	17 494		77 366	352 343	315 992	176 058

续 表

健康保障 / 地区	城镇登记失业人员(人)	Ⅰ-3-21 城镇登记失业率(%)	Ⅰ-3-22 城镇单位就业人员平均工资(元)	Ⅰ-3-23 城镇职工基本养老保险参保人数(全市)(人)	Ⅰ-3-24 城镇职工基本医疗保险参保人数(全市)(人)	Ⅰ-3-25 失业保险参保人数(全市)(人)
遵义市	22 150(2016)		80 638	938 413	668 893	335 535
安顺市	8 566		69 391	257 975	220 810	107 634
毕节市	14 400		68 844	462 200	325 427	224 376
云南省						
曲靖市	52 882		63 591	452 475	434 007	246 812
玉溪市	9 964		70 106	321 071	269 842	158 305
保山市	8 237		62 176	218 149	155 746	89 943
丽江市	6 024		73 865	139 730	117 425	48 331
普洱市	10 701		80 910	268 175	210 500	113 580
陕西省						
铜川市	7 801		57 697	192 459	190 610	96 133
宝鸡市	19 300		57 729	585 627	552 000	296 815
延安市	9 890		67 918	389 008	324 041	204 362
榆林市	11 458		67 120	354 500	397 245	263 746
甘肃省						
嘉峪关市	2 913		78 480	122 569	92 597	60 964
金昌市	4 765		61 136	68 149	119 692	70 486
白银市	5 403		60 464	87 689	235 429	126 713

续　表

健康保障 地区	城镇登记失业人员(人)	Ⅰ-3-21 城镇登记失业率(%)	Ⅰ-3-22 城镇单位就业人员平均工资(元)	Ⅰ-3-23 城镇职工基本养老保险参保人数(全市)(人)	Ⅰ-3-24 城镇职工基本医疗保险参保人数(全市)(人)	Ⅰ-3-25 失业保险参保人数(全市)(人)
天水市	14 757		57 322	129 850	254 174	139 902
酒泉市	5 035		61 395	140 090	121 869	75 411
宁夏回族自治区						
石嘴山市	33 099		59 896	163 475	185 744	129 584
吴忠市	15 700		66 529	242 400	136 300	92 500
固原市	3 418		77 723	88 485	86 819	68 650
中卫市	12 944		66 687	164 792	97 509	62 902
新疆维吾尔自治区						
克拉玛依市	1 538		96 948	57 098	209 283	156 389

附表Ⅱ-18　2017 年地级市人口数

人口 地区	年末户籍人口(万人)(全市)	年末户籍人口(万人)(市辖区)
	《2018 中国城市统计年鉴》第 13 页	《2018 中国城市统计年鉴》第 13 页
河北省		
唐山市	**755**	**334**
秦皇岛市	**298**	**144**

续 表

地区 \ 人口	年末户籍人口(万人)(全市)	年末户籍人口(万人)(市辖区)
邯郸市	1 051	379
保定市	1 199	284
廊坊市	474	87
山西省		
大同市	318	159
阳泉市	132	70
晋中市	332	78
运城市	513	69
临汾市	433	82
内蒙古自治区		
包头市	224	156
乌海市	44	44
赤峰市	460	126
通辽市	316	84
鄂尔多斯市	161	30
辽宁省		
鞍山市	344	149

续　表

人口 / 地区	年末户籍人口(万人)(全市)	年末户籍人口(万人)(市辖区)
锦州市	**296**	**96**
铁岭市	**294**	**162**
吉林省		
吉林市	**415**	**180**
四平市	**320**	**68**
辽源市	**118**	**45**
通化市	**217**	**44**
白山市	**120**	**54**
黑龙江省		
齐齐哈尔市	**534**	**134**
鸡西市	**175**	**80**
佳木斯市	**235**	**77**
牡丹江市	**255**	**87**
江苏省		
徐州市	**1 039**	**338**
南通市	**761**	**214**
连云港市	**533**	**223**

续 表

人口 / 地区	年末户籍人口(万人)(全市)	年末户籍人口(万人)(市辖区)
扬州市	460	233
浙江省		
温州市	825	170
绍兴市	446	221
金华市	486	98
安徽省		
芜湖市	388	149
蚌埠市	381	115
淮南市	390	182
马鞍山市	229	83
福建省		
莆田市	355	239
泉州市	742	112
漳州市	514	62
江西省		
景德镇市	169	47
萍乡市	200	89

续 表

人口 地区	年末户籍人口(万人)(全市)	年末户籍人口(万人)(市辖区)
九江市	520	100
赣州市	974	225
吉安市	536	59
山东省		
淄博市	433	288
泰安市	571	171
威海市	256	137
河南省		
开封市	559	171
洛阳市	737	205
平顶山市	567	111
安阳市	624	117
鹤壁市	170	65
湖北省		
宜昌市	392	126
荆州市	642	108
黄冈市	740	35

续 表

人口 / 地区	年末户籍人口(万人)(全市)	年末户籍人口(万人)(市辖区)
咸宁市	**304**	**62**
湖南省		
湘潭市	**288**	**87**
岳阳市	**567**	**110**
常德市	**606**	**140**
张家界市	**170**	**53**
益阳市	**479**	**136**
广东省		
珠海市	**119**	**119**
汕头市	**565**	**558**
佛山市	**420**	**420**
广西壮族自治区		
柳州市	**387**	**180**
桂林市	**534**	**130**
北海市	**175**	**67**
防城港市	**98**	**58**
海南省		
三亚市	**59**	**59**

续　表

地区＼人口	年末户籍人口(万人)(全市)	年末户籍人口(万人)(市辖区)
四川省		
攀枝花市	109	66
德阳市	388	94
绵阳市	537	173
南充市	733	194
贵州省		
六盘水市	342	48
遵义市	805	221
安顺市	301	129
毕节市	923	165
云南省		
曲靖市	661	119
玉溪市	219	73
保山市	263	94
丽江市	123	16
普洱市	253	23
陕西省		
铜川市	83	73

续表

地区＼人口	年末户籍人口(万人)(全市)	年末户籍人口(万人)(市辖区)
宝鸡市	381	140
延安市	238	68
榆林市	385	58
甘肃省		
嘉峪关市	21	
金昌市	46	21
白银市	182	50
天水市	371	132
酒泉市	99	41
宁夏回族自治区		
石嘴山市	189	116
吴忠市	143	42
固原市	151	46
中卫市	122	41
新疆维吾尔自治区		
克拉玛依市	31	31

附录Ⅲ 健康城市指数主要指标解释

一、健康服务

医疗卫生机构，指从卫生行政部门取得医疗机构执业许可证、计划生育技术服务许可证，或从民政、工商行政、机构编制管理部门取得法人单位登记证书，为社会提供医疗保健、疾病控制、卫生监督服务或从事医学科研和医学在职培训等工作的单位。医疗卫生机构包括医院、基层医疗卫生机构、专业公共卫生机构、其他医疗卫生机构。

医疗卫生机构床位，指各级医院本年 10 月底的固定实有床位（非编制床位），包括正规床、简易床、监护床和正在消毒、修理的床位及因扩建或大修理而停用的床位（按扩建或大修理前的床位计算），但不包括产科的新生儿床、库存床、临时增设的床位、病人家属的陪床、接产室的待产床等。

医疗卫生机构人员，指在医院、基层医疗卫生机构、专业公共卫生机构及其他医疗卫生机构工作的职工，包括卫生技术人员、乡村医生和卫生员、其他技术人员、管理人员和工勤人员。一律按支付年底工资的在岗职工统计，包括各类聘任人员（含合同工）及返聘本单位半年以上人员，不包括临时工、离退休人员、退职人员、离开本单位仍保留劳动关系人员、本单位返聘和临聘不足半年人员。

医疗卫生机构卫生技术人员，指在医院、基层医疗卫生机构、专业公共卫生机构及其他医疗卫生机构中工作的卫生专业人员，包括执业医师、执业助理医师、注册护士、药师（士）、检验技师（士）、影像技师、卫生监督员和见习医（药、护、技）师（士）等卫生专业人员，不包括从事管理工作的卫生技术人员（如院长、副院长、党委书记等）。

执业医师，指医师执业证级别为“执业医师”且实际从事医疗、预防保健工作的人员，不包括实际从事管理工作的执业医师。执业医师类别分为临床、中医、口腔和公共卫生四类。

执业(助理)医师,指医师执业证级别为“执业助理医师”且实际从事医疗、预防保健工作的人员,不包括实际从事管理工作的执业助理医师。执业助理医师类别分为临床、中医、口腔和公共卫生四类。

医院床位数,指医院年底固定实有床位(非编制床位),包括正规床、简易床、监护床、正在消毒和修理的床位、因扩建或大修而停用的床位,不包括产科新生儿床、接产室待产床、库存床、观察床、临时加床和病人家属的陪床。

二、健康环境

城市污水处理率,指城市经过处理的生活污水、工业废水量占污水排放总量的比重。计算公式:城市污水处理率=城市污水处理量÷城市污水排放总量×100%。

城市建成区绿化覆盖面积,根据《城市绿化条例》规定,包括公共绿地、居住区绿地、单位附属绿地、防护绿地、生产绿地、风景林地六类绿化面积之和。

公园绿地面积,指城市中向公众开放的、以游憩为主要功能,有一定的游憩设施和服务设施,同时兼有健全生态、美化景观、防灾减灾等综合作用的绿化用地面积。包括综合公园、社区公园、专类公园、带状公园和街旁绿地。其中综合公园、专类公园和带状公园面积之和为公园绿地面积。

城市道路清扫保洁面积,指报告期末对城市道路和公共场所(主要包括城市行车道、人行道、车行隧道、人行过街地下通道、道路附属绿地、地铁站、高架路、人行过街天桥、立交桥、广场、停车场及其他设施等)进行清扫保洁的面积。一天清扫保洁多次的,按清扫保洁面积最大的一次计算。

城市生活垃圾处理率,指报告期城市生活垃圾无害化处理量与城市生活垃圾产生量的比率。在统计上,由于城市生活垃圾产生量不易取得,可用清运量代替。

城市道路面积,指城市路面经过铺筑的路面宽度在3.5米以上(含3.5米)的道路,包括高级、次高级道路和普通道路,不包括街道内部路面宽度不足3.5米的胡同、里弄。城市道路面积只包括路面面积和道路相通的广场、桥梁、停车场面积,不包括街心花坛、侧石、人行道和路肩的面积。

森林覆盖率,指以行政区域为单位的森林面积占区域土地总面积的百分比。

生活垃圾无害化处理率，指报告期垃圾无害化处理量与垃圾产生量的比率。在统计时，如果生活垃圾产生量不易取得，可用清运量代替。

人均城市道路面积，指城市中每一居民平均占有的道路面积。

人均废气中污染物排放情况，原指标为“空气质量达到二级以上天数占全年比重”，现在以“废气中污染物排放情况”代替，废气中污染物排放情况＝二氧化硫（万吨）＋氮氧化物（万吨）＋烟（粉）尘（万吨）。

每万人口家庭卫生服务人次数，是指医生赴病人家中提供医疗、预防和保健服务的人次数。

三、健康保障

公共财政预算支出中医疗卫生支出，指各级政府用于医疗卫生服务、医疗保障补助、卫生和医疗保险行政管理、人口与计划生育事务支出等各项事业的预算支出。

居民可支配收入，指居民可用于最终消费支出和储蓄的总和，即居民可用于自由支配的收入。既包括现金收入，也包括实物收入。按照收入的来源，可支配收入包含四项，分别为：工资性收入、经营净收入、财产净收入和转移净收入。城镇居民家庭可支配收入，指家庭成员得到可用于最终消费支出和其他非义务性支出以及储蓄的总和，即居民家庭可以用来自由支配的收入。它是家庭总收入扣除交纳的个人所得税、个人交纳的社会保障支出以及记账补贴后的收入。计算公式为：城镇居民家庭可支配收入＝家庭总收入－交纳个人所得税－个人交纳的社会保障支出－记账补贴。农村居民可支配收入是将农村居民家庭总收入扣除各类相应的支出后，得到的初次分配与再分配后的收入。可支配收入通常是指居民家庭可用于最终消费、非义务性支出以及储蓄的收入，包括工资性收入、家庭经营纯收入、财产性收入和转移性收入。

城镇登记失业率，指城镇登记失业人员与城镇单位就业人员（扣除使用的农村劳动力、聘用的离退休人员、港澳台及外方人员）、城镇单位中的不在岗职工、城镇私营业主、个体户主、城镇私营企业和个体就业人员、城镇登记失业人员之和的比。

城镇单位就业人员平均工资，指城镇单位就业人员在一定时期内平均每人所得的工资额。它表明一定时期工资收入的高低程度，是反映城镇单位就业人员工资水平的主要指标。计算公式：报告期城镇单位就业人员工资总额÷基期城镇单位就业人员工资总额×100％。

城镇职工基本养老保险参保人数，指报告期末按照法律、法规和有关政策规定参加城镇基本养老保险并在社保经办机构已建立缴费记录档案的职工人数（包括中断缴费但未终止养老保险关系的职工人数，不包括只登记未建立缴费记录档案的人数）和离退休、退职人员的人数。

城镇基本医疗保险参保人数，指报告期末按国家有关规定参加城镇职工基本医疗保险和城镇居民基本医疗保险的人数。

失业保险参保人数，指报告期末按照国家法律、法规和有关政策规定参加了失业保险的城镇企业、事业单位的职工及地方政府规定参加失业保险的其他人员的数量。

附录Ⅳ 健康城市指数计算结果

一、2018年省会城市健康城市指数计算结果

附表Ⅳ-1 省会城市健康城市指数各评价指标的主成分

主成分	特征值	贡献率	累计贡献率	特征值平方根
第1主成分	5.587 290 125	27.936 451%	27.936 451%	2.363 744 936
第2主成分	3.690 032 440	18.450 162%	46.386 613%	1.920 945 715
第3主成分	2.202 807 591	11.014 038%	57.400 651%	1.484 185 834
第4主成分	1.772 380 281	8.861 901 4%	66.262 552%	1.331 307 733
第5主成分	1.315 789 525	6.578 947 6%	72.841 500%	1.147 078 692
第6主成分	1.201 874 283	6.009 371 4%	78.850 871%	1.096 300 270
第7主成分	0.793 090 723	3.965 453 6%	82.816 325%	0.890 556 412
第8主成分	0.699 721 574	3.498 607 9%	86.314 933%	0.836 493 619
第9主成分	0.622 352 511	3.111 762 6%	89.426 695%	0.788 893 219
第10主成分	0.514 824 961	2.574 124 8%	92.000 820%	0.717 513 039
第11主成分	0.378 551 225	1.892 756 1%	93.893 576%	0.615 265 166
第12主成分	0.332 597 320	1.662 986 6%	95.556 563%	0.576 712 511
第13主成分	0.260 885 609	1.304 428 0%	96.860 991%	0.510 769 624
第14主成分	0.220 928 269	1.104 641 3%	97.965 632%	0.470 030 072
第15主成分	0.158 704 474	0.793 522 4%	98.759 155%	0.398 377 302
第16主成分	0.106 517 015	0.532 585 1%	99.291 740%	0.326 369 446
第17主成分	0.080 773 499	0.403 867 5%	99.695 607%	0.284 206 789

续 表

主成分	特征值	贡献率	累计贡献率	特征值平方根
第18主成分	0.037 377 683	0.186 888 4%	99.882 496%	0.193 333 088
第19主成分	0.016 190 872	0.080 954 4%	99.963 450%	0.127 243 356
第20主成分	0.007 310 021	0.036 550 1%	100.000 00%	0.085 498 663

附表Ⅳ-2　省会城市健康城市指数的主成分载荷

变量（评价指标）	第1主成分	第2主成分	第3主成分	第4主成分
A1	0.010 585 943	−0.399 216 678	0.032 532 995	−0.038 715 264
A2	−0.039 750 912	−0.472 290 300	0.129 844 174	−0.077 379 908
A3	−0.051 456 260	−0.447 846 824	−0.161 119 053	0.001 802 453
A4	−0.023 150 477	−0.360 731 281	−0.177 864 441	−0.268 742 131
B1	−0.251 633 761	−0.023 497 297	0.254 997 068	−0.073 445 536
B2	−0.096 569 982	0.078 588 563	−0.227 986 489	−0.484 965 644
B3	−0.021 046 512	0.050 867 104	−0.512 295 965	0.180 769 564
B4	−0.167 564 480	0.029 835 153	−0.436 074 753	0.261 668 394
B5	−0.114 619 027	−0.203 008 579	−0.216 120 497	0.208 006 954
B6	−0.155 707 896	0.025 563 143	−0.394 480 009	−0.193 702 666
B7	0.093 125 067	0.318 642 683	−0.283 397 274	−0.261 232 391
B8	0.044 944 719	0.006 509 054	0.056 371 354	−0.549 377 479
C1	−0.335 473 421	0.015 072 057	0.120 644 828	0.191 763 078
C2	−0.349 814 816	0.196 744 497	0.031 172 564	−0.024 901 795
C3	−0.363 049 768	0.068 604 260	0.171 211 797	−0.200 132 315
C4	0.114 866 289	−0.057 371 865	−0.094 004 645	−0.174 234 562
C5	−0.326 793 157	0.237 364 861	0.071 439 041	0.035 339 245
C6	−0.328 556 687	−0.073 063 075	−0.009 166 736	0.031 910 115
C7	−0.333 762 395	−0.046 227 340	0.013 191 893	−0.132 564 417
C8	−0.373 939 024	−0.149 919 365	−0.100 120 716	0.008 009 473

附表Ⅳ-3 省会城市健康城市指数中各评价指标的系数

	评价指标	在各省会城市中的平均值	在健康城市指数中的系数
健康设施	每万人口医院数(个/万人)	0.579 256 945	5.265 673e—4
	每万人口医疗卫生机构床位数(张/万人)	122.536 039 8	0.001 113 770
	每万人口医院执业(助理)医生数(人/万人)	66.237 188 67	0.003 070 340
	每万人口医院注册护士数(人/万人)	70.796 453 35	9.208 740e—4
健康环境	人均城市市容环境卫生建设投资额(元/人)	68.878 386 81	0.003 005 790
	城市污水处理率(%)	94.588 461 54	0.020 299 200
	城市建成区绿化覆盖率(%)	40.782 307 69	0.007 389 080
	城市人均公园绿地面积(平方米/人)	13.446 153 85	0.052 220 460
	人均城市道路清扫保洁面积(平方米/人)	19.341 559 95	0.018 336 250
	城市生活垃圾处理率(%)	98.993 076 92	0.069 165 330
	人均城市道路面积(平方米/人)	14.469 230 77	2.239 306e—4
	细颗粒物(PM2.5)年平均浓度(微克/立方米)	48.923 076 92	—0.002 895 64
健康保障	人均公共财政预算支出(元/人)	14 634.032 69	8.429 260e—5
	城镇居民人均可支配收入(元/人)	38 738.307 69	4.647 700e—5
	农村居民人均可支配收入(元/人)	17 064.884 62	7.624 680e—5
	城镇登记失业率(%)	2.807 633 793	—0.061 134 99
	城镇单位就业人员平均工资(元/人)	77 529.192 31	3.578 590e—5
	每万人口城镇职工基本养老保险参保人数(人/万人)	6 255.691 044	1.428 160e—4
	每万人口城镇基本医疗保险参保人数(人/万人)	5 174.602 287	1.957 020e—4
	每万人口失业保险参保人数(人/万人)	3 460.734 174	2.777 750e—4

附表Ⅳ-4 省会城市健康服务指数各评价指标的主成分

主成分	特征值	贡献率	累计贡献率	特征值平方根
第1主成分	2.847 642 519	71.191 063%	71.191 063%	1.687 495 932
第2主成分	0.638 671 661	15.966 792%	87.157 854%	0.799 169 357
第3主成分	0.301 201 929	7.530 048 2%	94.687 903%	0.548 818 667
第4主成分	0.212 483 891	5.312 097 3%	100.000 00%	0.460 959 750

附表Ⅳ-5　省会城市健康服务指数的主成分载荷

变量（评价指标）	第1主成分	第2主成分	第3主成分	第4主成分
A1	0.457 723 435	0.700 464 981	−0.544 597 123	0.057 026 672
A2	0.537 887 570	0.088 610 317	0.495 222 360	−0.676 446 588
A3	0.540 128 037	−0.086 309 467	0.418 854 469	0.724 826 402
A4	0.457 632 956	−0.702 885 267	−0.531 723 350	−0.117 450 663

附表Ⅳ-6　省会城市健康服务指数中各评价指标的系数

	评　价　指　标	在各省会城市中的平均值	在健康服务指数中的系数
健康设施	每万人口医院数（个/万人）	0.579 256 945	2.276 813 725
	每万人口医疗卫生机构床位数（张/万人）	122.536 039 8	0.015 070 934
	每万人口医院执业（助理）医生数（人/万人）	66.237 188 67	0.032 228 893
	每万人口医院注册护士数（人/万人）	70.796 453 35	0.018 203 602

附表Ⅳ-7　省会城市健康环境指数各评价指标的主成分

主成分	特征值	贡献率	累计贡献率	特征值平方根
第1主成分	2.093 186 139	26.164 827%	26.164 827%	1.446 784 759
第2主成分	1.759 617 426	21.995 218%	48.160 045%	1.326 505 720
第3主成分	1.459 179 412	18.239 743%	66.399 787%	1.207 964 988
第4主成分	0.817 807 722	10.222 597%	76.622 384%	0.904 327 221
第5主成分	0.709 711 471	8.871 393 4%	85.493 777%	0.842 443 749
第6主成分	0.506 674 089	6.333 426 1%	91.827 203%	0.711 810 430
第7主成分	0.405 404 503	5.067 556 3%	96.894 760%	0.636 713 832
第8主成分	0.248 419 238	3.105 240 5%	100.000 00%	0.498 416 731

附表Ⅳ-8　省会城市健康环境指数的主成分载荷

变量（评价指标）	第1主成分	第2主成分	第3主成分	第4主成分
B1	0.041 823 675	0.330 823 887	0.512 848 749	−0.555 138 043
B2	−0.307 196 577	−0.199 789 500	0.573 041 971	0.233 827 995

续 表

变量(评价指标)	第1主成分	第2主成分	第3主成分	第4主成分
B3	−0.458 606 013	−0.160 966 043	−0.440 814 816	−0.354 554 410
B4	−0.523 118 125	0.151 860 938	−0.183 901 658	0.050 836 973
B5	−0.303 406 924	0.457 938 714	0.065 924 345	0.630 579 215
B6	−0.502 785 385	−0.038 170 492	0.334 539 723	−0.260 849 459
B7	−0.226 229 989	−0.572 136 421	−0.024 081 827	0.052 424 543
B8	0.154 531 817	−0.512 994 116	0.252 247 416	0.201 077 285

附表Ⅳ-9 省会城市健康环境指数中各评价指标的系数

	评价指标	在各省会城市中的平均值	在健康环境指数中的系数
健康环境	人均城市市容环境卫生建设投资额(元/人)	68.878 386 81	4.995 880e−6
	城市污水处理率(%)	94.588 461 54	0.064 573 330
	城市建成区绿化覆盖率(%)	40.782 307 69	0.161 008 930
	城市人均公园绿地面积(平方米/人)	13.446 153 85	0.163 026 620
	人均城市道路清扫保洁面积(平方米/人)	19.341 559 95	0.048 537 700
	城市生活垃圾处理率(%)	98.993 076 92	0.223 336 890
	人均城市道路面积(平方米/人)	14.469 230 77	0.054 399 760
	细颗粒物(PM2.5)年平均浓度(微克/立方米)	48.923 076 92	−0.009 955 98

附表Ⅳ-10 省会城市健康保障指数各评价指标的主成分

主成分	特征值	贡献率	累计贡献率	特征值平方根
第1主成分	4.895 968 219	61.199 603%	61.199 603%	2.212 683 488
第2主成分	1.114 847 480	13.935 594%	75.135 196%	1.055 863 382
第3主成分	0.689 946 885	8.624 336 1%	83.759 532%	0.830 630 414
第4主成分	0.461 453 072	5.768 163 4%	89.527 696%	0.679 303 373
第5主成分	0.304 160 878	3.802 011 0%	93.329 707%	0.551 507 823
第6主成分	0.251 893 663	3.148 670 8%	96.478 377%	0.501 890 090
第7主成分	0.155 065 629	1.938 320 4%	98.416 698%	0.393 783 734
第8主成分	0.126 664 174	1.583 302 2%	100.000 00%	0.355 899 106

附表Ⅳ-11　省会城市健康保障指数的主成分载荷

变量（评价指标）	第1主成分	第2主成分	第3主成分	第4主成分
C1	0.357 074 540	0.123 580 161	−0.003 596 859	−0.850 590 435
C2	0.385 077 423	0.209 613 130	0.420 557 910	0.151 697 715
C3	0.401 475 029	0.003 796 120	0.272 490 206	0.240 445 956
C4	−0.140 512 736	−0.775 219 358	0.535 414 671	−0.219 192 012
C5	0.372 368 717	0.251 351 356	0.338 188 039	0.055 029 489
C6	0.347 101 347	−0.247 182 178	−0.522 134 619	0.039 523 640
C7	0.362 169 044	−0.373 649 286	−0.117 812 944	0.359 180 613
C8	0.391 130 287	−0.275 536 738	−0.247 634 256	−0.118 419 779

附表Ⅳ-12　省会城市健康保障指数中各评价指标的系数

	评　价　指　标	在各省会城市中的平均值	在健康保障指数中的系数
健康保障	人均公共财政预算支出(元/人)	14 634.032 69	8.972 021e−5
	城镇居民人均可支配收入(元/人)	38 738.307 69	5.116 206e−5
	农村居民人均可支配收入(元/人)	17 064.884 62	8.431 672e−5
	城镇登记失业率(%)	2.807 633 793	−0.074 784 74
	城镇单位就业人员平均工资(元/人)	77 529.192 31	4.077 669e−5
	每万人口城镇职工基本养老保险参保人数(人/万人)	6 255.691 044	1.508 769e−4
	每万人口城镇基本医疗保险参保人数(人/万人)	5 174.602 287	2.123 577e−4
	每万人口失业保险参保人数(人/万人)	3 460.734 174	2.905 449e−4

二、2018年计划单列市健康城市指数计算结果

附表Ⅳ-13　计划单列市健康城市指数各评价指标的主成分

主成分	特征值	贡献率	累计贡献率	特征值平方根
第1主成分	8.970 767 079	44.853 835%	44.853 835%	2.995 123 884
第2主成分	5.748 120 476	28.740 602%	73.594 438%	2.397 523 822

续 表

主成分	特征值	贡献率	累计贡献率	特征值平方根
第3主成分	3.032 708 139	15.163 541%	88.757 978%	1.741 467 237
第4主成分	2.248 404 306	11.242 022%	100.000 00%	1.499 468 008
第5主成分	3.813 30e−15	1.907e−14%	100.000 00%	6.175 191e−8
第6主成分	1.249 19e−15	6.246e−15%	100.000 00%	3.534 391e−8
第7主成分	9.135 28e−16	4.568e−15%	100.000 00%	3.022 462e−8
第8主成分	6.354 76e−16	3.177e−15%	100.000 00%	2.520 864e−8
第9主成分	3.990 53e−16	1.995e−15%	100.000 00%	1.997 632e−8
第10主成分	2.888 88e−16	1.444e−15%	100.000 00%	1.699 671e−8
第11主成分	1.905 01e−16	9.525e−16%	100.000 00%	1.380 221e−8
第12主成分	5.939 53e−17	2.970e−16%	100.000 00%	7.706 832e−9
第13主成分	0.000 000 000	0.000 000 0%	100.000 00%	0.000 000 000
第14主成分	0.000 000 000	0.000 000 0%	100.000 00%	0.000 000 000
第15主成分	0.000 000 000	0.000 000 0%	100.000 00%	0.000 000 000
第16主成分	0.000 000 000	0.000 000 0%	100.000 00%	0.000 000 000
第17主成分	0.000 000 000	0.000 000 0%	100.000 00%	0.000 000 000
第18主成分	0.000 000 000	0.000 000 0%	100.000 00%	0.000 000 000
第19主成分	0.000 000 000	0.000 000 0%	100.000 00%	0.000 000 000
第20主成分	0.000 000 000	0.000 000 0%	100.000 00%	0.000 000 000

附表Ⅳ-14 计划单列市健康城市指数的主成分载荷

变量（评价指标）	第1主成分	第2主成分	第3主成分	第4主成分
A1	0.151 408 917	−0.350 382 078	−0.165 867 408	0.048 226 808
A2	0.125 361 318	−0.307 330 411	−0.267 930 205	−0.209 189 906
A3	−0.109 600 792	−0.376 716 730	−0.044 439 370	−0.177 079 595
A4	0.199 089 460	−0.256 176 542	−0.149 430 356	0.297 861 658
B1	−0.003 969 003	0.054 141 830	0.568 938 541	0.024 489 792
B2	−0.175 241 396	−0.298 637 510	0.188 966 576	0.214 631 261
B3	−0.065 321 295	0.381 476 649	−0.190 729 257	0.081 428 086

续 表

变量（评价指标）	第1主成分	第2主成分	第3主成分	第4主成分
B4	−0.107 254 694	−0.264 496 459	−0.081 390 890	0.459 430 415
B5	−0.288 080 506	0.009 051 923	−0.269 246 856	0.125 102 426
B6	−0.174 503 784	−0.278 204 403	0.273 525 913	0.156 457 288
B7	0.245 874 252	−0.186 225 114	0.099 520 063	0.318 651 073
B8	0.198 526 747	−0.262 821 180	−0.133 168 325	−0.294 951 926
C1	−0.314 456 690	0.038 715 765	−0.147 997 904	0.129 834 033
C2	−0.235 861 128	−0.181 477 857	0.285 887 190	−0.168 417 068
C3	−0.161 347 673	−0.156 736 248	0.248 268 230	−0.441 531 329
C4	0.310 428 689	−0.053 416 036	−0.155 728 734	−0.142 372 236
C5	−0.256 377 264	−0.105 266 570	−0.241 552 774	−0.274 737 290
C6	−0.317 492 999	−0.114 949 908	−0.080 069 964	0.012 197 509
C7	−0.315 621 570	0.016 075 431	−0.185 386 937	−0.016 934 836
C8	−0.326 872 484	−5.733 394e−6	−0.101 963 459	0.066 634 038

附表Ⅳ-15　计划单列市健康城市指数中各评价指标的系数

	评价指标	在各计划单列市中的平均值	在健康城市指数中的系数
健康设施	每万人口医院数（个/万人）	0.509 955 965	0.004 815 113
	每万人口医疗卫生机构床位数（张/万人）	103.575 990 2	4.569 356e−5
	每万人口医院执业（助理）医生数（人/万人）	69.836 828 97	0.007 751 219
	每万人口医院注册护士数（人/万人）	62.482 700 68	1.328 492e−4
健康环境	人均城市市容环境卫生建设投资额（元/人）	119.018 807 1	2.804 680e−5
	城市污水处理率（%）	94.620 000 00	0.051 946 971
	城市建成区绿化覆盖率（%）	42.830 000 00	0.022 323 178
	城市人均公园绿地面积（平方米/人）	13.820 000 00	0.039 498 129
	人均城市道路清扫保洁面积（平方米/人）	25.240 059 53	0.016 675 610
	城市生活垃圾处理率（%）	99.112 000 00	0.098 256 635
	人均城市道路面积（平方米/人）	14.080 000 00	7.777 716e−4
	细颗粒物（PM2.5）年平均浓度（微克/立方米）	33.000 000 00	−0.041 576 85

续 表

	评 价 指 标	在各计划单列市中的平均值	在健康城市指数中的系数
健康保障	人均公共财政预算支出(元/人)	39 334.200 00	9.305 490e−6
	城镇居民人均可支配收入(元/人)	49 275.200 00	4.546 300e−5
	农村居民人均可支配收入(元/人)	22 208.800 00	3.344 510e−5
	城镇登记失业率(%)	1.205 444 987	−0.455 298 90
	城镇单位就业人员平均工资(元/人)	86 550.600 00	2.995 900e−5
	每万人口城镇职工基本养老保险参保人数(人/万人)	13 701.804 00	4.585 540e−5
	每万人口城镇基本医疗保险参保人数(人/万人)	13 874.861 99	4.913 160e−5
	每万人口失业保险参保人数(人/万人)	10 589.773 94	4.345 080e−5

附表Ⅳ-16 计划单列市健康服务指数各评价指标的主成分

主 成 分	特 征 值	贡 献 率	累计贡献率	特征值平方根
第 1 主成分	3.036 477 751	75.911 944%	75.911 944%	1.742 549 211
第 2 主成分	0.771 217 589	19.280 440%	95.192 384%	0.878 189 950
第 3 主成分	0.189 417 276	4.735 431 9%	99.927 815%	0.435 220 950
第 4 主成分	0.002 887 384	0.072 184 6%	100.000 00%	0.053 734 386

附表Ⅳ-17 计划单列市健康服务指数的主成分载荷

变量(评价指标)	第 1 主成分	第 2 主成分	第 3 主成分	第 4 主成分
A1	0.567 826 341	−0.154 193 732	−0.062 743 778	0.806 139 416
A2	0.536 425 338	0.114 147 646	0.782 383 410	−0.295 117 557
A3	0.405 897 553	0.772 450 531	−0.456 508 944	−0.173 686 320
A4	0.474 413 617	−0.605 404 646	−0.418 973 750	−0.482 574 277

附表Ⅳ-18 计划单列市健康服务指数中各评价指标的系数

	评 价 指 标	在各计划单列市中的平均值	在健康服务指数中的系数
健康设施	每万人口医院数(个/万人)	0.509 955 965	1.805 803 864
	每万人口医疗卫生机构床位数(张/万人)	103.575 990 2	0.019 552 431
	每万人口医院执业(助理)医生数(人/万人)	69.836 828 97	0.028 706 003
	每万人口医院注册护士数(人/万人)	62.482 700 68	0.031 656 858

附表Ⅳ-19　计划单列市健康环境指数各评价指标的主成分

主成分	特征值	贡献率	累计贡献率	特征值平方根
第 1 主成分	3.310 336 759	41.379 209%	41.379 209%	1.819 433 087
第 2 主成分	2.511 153 950	31.389 424%	72.768 634%	1.584 662 093
第 3 主成分	1.488 310 782	18.603 885%	91.372 519%	1.219 963 435
第 4 主成分	0.690 198 508	8.627 481 4%	100.000 00%	0.830 781 866
第 5 主成分	1.195 27e−15	1.494e−14%	100.000 00%	3.457 273e−8
第 6 主成分	5.383 92e−16	6.730e−15%	100.000 00%	2.320 328e−8
第 7 主成分	0.000 000 000	0.000 000 0%	100.000 00%	0.000 000 000
第 8 主成分	0.000 000 000	0.000 000 0%	100.000 00%	0.000 000 000

附表Ⅳ-20　计划单列市健康环境指数的主成分载荷

变量（评价指标）	第 1 主成分	第 2 主成分	第 3 主成分	第 4 主成分
B1	0.139 433 568	0.091 390 984	0.783 929 663	0.006 851 886
B2	0.516 705 899	−0.204 433 636	0.050 649 720	0.103 703 955
B3	−0.445 962 982	−0.314 066 625	0.065 180 022	−0.356 283 864
B4	0.432 306 871	−0.218 033 301	−0.292 308 433	−0.441 917 504
B5	0.031 700 018	−0.590 258 823	−0.277 906 514	0.099 465 604
B6	0.505 959 645	−0.178 042 358	0.177 072 182	0.195 216 865
B7	0.246 756 812	0.437 181 166	−0.075 860 400	−0.670 099 314
B8	0.099 559 555	0.482 126 830	−0.422 912 339	0.412 229 484

附表Ⅳ-21　计划单列市健康环境指数中各评价指标的系数

	评价指标	在各计划单列市中的平均值	在健康环境指数中的系数
健康环境	人均城市市容环境卫生建设投资额(元/人)	119.018 807 1	9.853 007e−4
	城市污水处理率(%)	94.620 000 00	0.153 167 614
	城市建成区绿化覆盖率(%)	42.830 000 00	0.001 524 053
	城市人均公园绿地面积(平方米/人)	13.820 000 00	0.159 203 405
	人均城市道路清扫保洁面积(平方米/人)	25.240 059 53	0.001 834 963
	城市生活垃圾处理率(%)	99.112 000 00	0.284 887 187
	人均城市道路面积(平方米/人)	14.080 000 00	0.078 056 337
	细颗粒物(PM2.5)年平均浓度(微克/立方米)	33.000 000 00	−2.085 05e−4

附表Ⅳ-22 计划单列市健康保障指数各评价指标的主成分

主成分	特征值	贡献率	累计贡献率	特征值平方根
第1主成分	5.971 590 978	74.644 887%	74.644 887%	2.443 683 895
第2主成分	1.361 752 667	17.021 908%	91.666 796%	1.166 941 587
第3主成分	0.587 252 028	7.340 650 3%	99.007 446%	0.766 323 709
第4主成分	0.079 404 327	0.992 554 1%	100.000 00%	0.281 787 735
第5主成分	1.395 62e−15	1.745e−14%	100.000 00%	3.735 804e−8
第6主成分	4.280 30e−16	5.350e−15%	100.000 00%	2.068 888e−8
第7主成分	1.988 30e−16	2.485e−15%	100.000 00%	1.410 070e−8
第8主成分	0.000 000 000	−3.367e−15%	100.000 00%	0.000 000 000

附表Ⅳ-23 计划单列市健康保障指数的主成分载荷

变量（评价指标）	第1主成分	第2主成分	第3主成分	第4主成分
C1	0.375 869 243	0.335 147 792	0.072 471 932	0.062 029 155
C2	0.303 710 392	−0.534 850 859	0.280 139 868	−0.412 993 504
C3	0.224 552 948	−0.704 459 932	−0.111 823 345	0.445 459 371
C4	−0.355 257 884	−0.073 502 957	−0.625 011 730	−0.347 261 467
C5	0.346 675 511	−0.046 232 410	−0.689 348 743	0.065 149 985
C6	0.401 650 983	0.030 223 585	−0.060 835 826	−0.646 856 663
C7	0.388 525 049	0.232 677 823	−0.176 037 854	0.289 516 987
C8	0.396 725 325	0.206 770 807	0.056 862 440	0.008 719 097

附表Ⅳ-24 计划单列市健康保障指数中各评价指标的系数

	评价指标	在各计划单列市中的平均值	在健康保障指数中的系数
健康保障	人均公共财政预算支出（元/人）	39 334.200 00	1.112 283e−5
	城镇居民人均可支配收入（元/人）	49 275.200 00	5.854 122e−5
	农村居民人均可支配收入（元/人）	22 208.800 00	4.654 665e−5
	城镇登记失业率（%）	1.205 444 987	−0.521 048 89
	城镇单位就业人员平均工资（元/人）	86 550.600 00	4.051 079e−5
	每万人口城镇职工基本养老保险参保人数（人/万人）	13 701.804 00	5.801 034e−5
	每万人口城镇基本医疗保险参保人数（人/万人）	13 874.861 99	6.048 022e−5
	每万人口失业保险参保人数（人/万人）	10 589.773 94	5.273 626e−5

三、2018年地级市健康城市指数计算结果

附表Ⅳ-25　地级市健康城市指数各评价指标的主成分

主成分	特征值	贡献率	累计贡献率	特征值平方根
第1主成分	5.270 608 407	26.353 042%	26.353 042%	2.295 780 566
第2主成分	3.555 741 441	17.778 707%	44.131 749%	1.885 667 373
第3主成分	2.003 828 213	10.019 141%	54.150 890%	1.415 566 393
第4主成分	1.659 577 953	8.297 889 8%	62.448 780%	1.288 246 076
第5主成分	1.113 326 837	5.566 634 2%	68.015 414%	1.055 143 041
第6主成分	1.030 930 151	5.154 650 8%	73.170 065%	1.015 347 306
第7主成分	0.847 084 289	4.235 421 4%	77.405 486%	0.920 371 821
第8主成分	0.778 935 750	3.894 678 8%	81.300 165%	0.882 573 368
第9主成分	0.721 352 244	3.606 761 2%	84.906 926%	0.849 324 581
第10主成分	0.640 438 454	3.202 192 3%	88.109 119%	0.800 273 987
第11主成分	0.544 588 240	2.722 941 2%	90.832 060%	0.737 962 221
第12主成分	0.377 896 267	1.889 481 3%	92.721 541%	0.614 732 679
第13主成分	0.356 770 516	1.783 852 6%	94.505 394%	0.597 302 700
第14主成分	0.340 349 610	1.701 748 1%	96.207 142%	0.583 394 901
第15主成分	0.228 300 866	1.141 504 3%	97.348 646%	0.477 808 399
第16主成分	0.207 069 200	1.035 346 0%	98.383 992%	0.455 048 569
第17主成分	0.122 708 636	0.613 543 2%	98.997 535%	0.350 297 924
第18主成分	0.104 270 858	0.521 354 3%	99.518 890%	0.322 909 984
第19主成分	0.063 261 597	0.316 308 0%	99.835 198%	0.251 518 583
第20主成分	0.032 960 468	0.164 802 3%	100.000 00%	0.181 550 182

附表Ⅳ-26　地级市健康城市指数的主成分载荷

变量（评价指标）	第1主成分	第2主成分	第3主成分	第4主成分
A1	0.221 298 222	−0.289 211 546	−0.212 825 559	−0.112 294 816
A2	0.308 089 569	−0.334 664 932	−0.093 984 139	−0.029 245 226

续 表

变量（评价指标）	第 1 主成分	第 2 主成分	第 3 主成分	第 4 主成分
A3	0.348 512 195	−0.268 271 781	−0.007 877 991	−0.044 921 937
A4	0.287 451 560	−0.261 908 505	−0.118 316 001	−0.080 331 037
B1	−0.008 287 377	0.031 791 454	0.039 885 095	0.197 822 126
B2	0.036 540 886	0.105 918 640	0.380 323 829	−0.376 015 418
B3	0.093 191 024	0.185 771 559	0.260 076 696	−0.183 879 684
B4	0.112 598 928	0.233 570 123	−0.226 500 779	−0.444 676 988
B5	0.201 479 219	0.214 588 187	−0.227 062 434	−0.179 260 582
B6	0.094 879 396	0.116 497 502	0.242 937 076	−0.118 107 259
B7	0.174 611 651	0.182 080 076	−0.073 338 670	−0.514 199 812
B8	−0.003 650 467	−0.230 236 255	0.382 480 171	−0.217 113 111
C1	0.131 787 923	0.316 871 740	−0.302 819 665	0.035 665 747
C2	0.231 346 206	0.351 826 041	0.139 921 934	0.149 002 349
C3	0.182 508 130	0.292 976 132	0.248 739 525	0.238 956 323
C4	−0.143 793 715	−0.146 886 740	−0.267 859 481	−0.138 408 388
C5	0.096 897 340	0.264 964 633	−0.358 866 308	0.164 110 503
C6	0.378 013 357	−0.086 124 447	0.161 775 822	0.086 324 699
C7	0.341 126 188	−0.049 875 820	0.035 275 917	0.208 878 929
C8	0.394 497 136	0.070 723 487	0.057 339 343	0.174 998 241

附表Ⅳ-27 地级市健康城市指数中各评价指标的系数

	评 价 指 标	在各地级市中的平均值	在健康城市指数中的系数
健康设施	每万人口医院数(个/万人)	0.885 631 814	0.337 867 152
	每万人口医疗卫生机构床位数(张/万人)	150.735 807 6	0.003 856 297
	每万人口医院执业(助理)医生数(人/万人)	82.363 874 98	0.007 269 094
	每万人口医院注册护士数(人/万人)	77.053 706 59	0.007 705 489

续 表

	评价指标	在各地级市中的平均值	在健康城市指数中的系数
健康环境	人均城市市容环境卫生建设投资额(元/人)	104.096 667 5	−2.440 810e−5
	城市污水处理率(%)	93.664 081 63	0.006 529 256
	城市建成区绿化覆盖率(%)	40.618 163 27	0.018 151 625
	城市人均公园绿地面积(平方米/人)	14.822 448 98	0.020 633 557
	人均城市道路清扫保洁面积(平方米/人)	16.657 533 42	0.012 603 455
	城市生活垃圾处理率(%)	98.791 632 65	0.024 576 321
	人均城市道路面积(平方米/人)	18.763 265 31	0.022 616 454
	细颗粒物(PM2.5)年平均浓度(微克/立方米)	49.448 979 59	−2.236 350e−4
健康保障	人均公共财政预算支出(元/人)	10 599.522 35	2.376 610e−5
	城镇居民人均可支配收入(元/人)	31 874.428 57	3.524 435e−5
	农村居民人均可支配收入(元/人)	14 039.275 51	4.551 199e−5
	城镇登记失业率(%)	3.775 055 109	−0.059 227 19
	城镇单位就业人员平均工资(元/人)	64 047.581 63	9.272 292e−6
	每万人口城镇职工基本养老保险参保人数(人/万人)	6 326.272 888	9.658 128e−5
	每万人口城镇基本医疗保险参保人数(人/万人)	5 589.402 252	9.871 715e−5
	每万人口失业保险参保人数(人/万人)	3 009.595 148	2.436 094e−4

附表Ⅳ-28　地级市健康服务指数各评价指标的主成分

主成分	特征值	贡献率	累计贡献率	特征值平方根
第 1 主成分	3.201 321 408	80.033 035%	80.033 035%	1.789 223 689
第 2 主成分	0.440 568 267	11.014 207%	91.047 242%	0.663 753 167
第 3 主成分	0.300 861 426	7.521 535 7%	98.568 778%	0.548 508 365
第 4 主成分	0.057 248 899	1.431 222 5%	100.000 00%	0.239 267 421

附表Ⅳ-29　地级市健康服务指数的主成分载荷

变量(评价指标)	第 1 主成分	第 2 主成分	第 3 主成分	第 4 主成分
A1	0.452 820 307	0.881 158 349	0.042 805 808	−0.129 156 478
A2	0.537 453 887	−0.178 553 303	0.302 852 414	0.766 513 178

续 表

变量（评价指标）	第 1 主成分	第 2 主成分	第 3 主成分	第 4 主成分
A3	0. 516 773 969	−0. 378 920 570	0. 444 220 273	−0. 626 124 760
A4	0. 488 918 964	−0. 219 312 296	−0. 842 090 510	−0. 061 187 713

附表Ⅳ-30 地级市健康服务指数中各评价指标的系数

	评 价 指 标	在各地级市中的平均值	在健康服务指数中的系数
健康设施	每万人口医院数(个/万人)	0. 885 631 814	0. 691 343 591
	每万人口医疗卫生机构床位数(张/万人)	150. 735 807 6	0. 006 727 205
	每万人口医院执业(助理)医生数(人/万人)	82. 363 874 98	0. 010 778 615
	每万人口医院注册护士数(人/万人)	77. 053 706 59	0. 013 106 068

附表Ⅳ-31 地级市健康环境指数各评价指标的主成分

主 成 分	特 征 值	贡 献 率	累 计 贡献率	特征值平方根
第 1 主成分	2. 245 768 520	28. 072 106%	28. 072 106%	1. 498 588 843
第 2 主成分	1. 403 920 757	17. 549 009%	45. 621 116%	1. 184 871 620
第 3 主成分	1. 051 106 637	13. 138 833%	58. 759 949%	1. 025 234 918
第 4 主成分	0. 909 546 966	11. 369 337%	70. 129 286%	0. 953 701 718
第 5 主成分	0. 764 604 298	9. 557 553 7%	79. 686 840%	0. 874 416 547
第 6 主成分	0. 741 496 633	9. 268 707 9%	88. 955 548%	0. 861 101 987
第 7 主成分	0. 575 594 268	7. 194 928 3%	96. 150 476%	0. 758 679 292
第 8 主成分	0. 307 961 922	3. 849 524 0%	100. 000 00%	0. 554 943 170

附表Ⅳ-32 地级市健康环境指数的主成分载荷

变量（评价指标）	第 1 主成分	第 2 主成分	第 3 主成分	第 4 主成分
B1	0. 047 433 443	−0. 164 922 661	−0. 886 264 724	0. 010 412 432
B2	−0. 288 604 602	0. 511 777 690	0. 052 369 352	0. 078 991 777
B3	−0. 313 779 431	0. 281 649 627	−0. 193 177 711	0. 681 062 054
B4	−0. 518 350 361	−0. 275 977 787	0. 128 379 323	−0. 149 900 705

续 表

变量（评价指标）	第 1 主成分	第 2 主成分	第 3 主成分	第 4 主成分
B5	−0.426 396 420	−0.243 307 228	−0.188 916 931	0.173 742 435
B6	−0.232 958 072	0.332 601 936	−0.310 407 068	−0.676 618 524
B7	−0.552 025 149	−0.044 672 587	0.158 213 301	−0.137 971 251
B8	0.080 608 246	0.619 334 939	−0.030 328 334	−0.017 349 631

附表Ⅳ-33　地级市健康环境指数中各评价指标的系数

	评　价　指　标	在各地级市中的平均值	在健康环境指数中的系数
健康环境	人均城市市容环境卫生建设投资额(元/人)	104.096 667 5	1.397 014e−6
	城市污水处理率(%)	93.664 081 63	0.051 568 903
	城市建成区绿化覆盖率(%)	40.618 163 27	0.061 117 545
	城市人均公园绿地面积(平方米/人)	14.822 448 98	0.094 986 898
	人均城市道路清扫保洁面积(平方米/人)	16.657 533 42	0.026 673 065
	城市生活垃圾处理率(%)	98.791 632 65	0.060 342 420
	人均城市道路面积(平方米/人)	18.763 265 31	0.071 500 679
	细颗粒物(PM2.5)年平均浓度(微克/立方米)	49.448 979 59	−0.004 938 22

附表Ⅳ-34　地级市健康保障指数各评价指标的主成分

主 成 分	特 征 值	贡 献 率	累计贡献率	特征值平方根
第 1 主成分	3.713 017 253	46.412 716%	46.412 716%	1.926 919 109
第 2 主成分	1.486 800 846	18.585 011%	64.997 726%	1.219 344 433
第 3 主成分	0.995 024 537	12.437 807%	77.435 533%	0.997 509 166
第 4 主成分	0.779 202 456	9.740 030 7%	87.175 564%	0.882 724 451
第 5 主成分	0.537 149 097	6.714 363 7%	93.889 927%	0.732 904 562
第 6 主成分	0.221 145 061	2.764 313 3%	96.654 241%	0.470 260 631
第 7 主成分	0.160 954 060	2.011 925 8%	98.666 166%	0.401 190 803
第 8 主成分	0.106 706 690	1.333 833 6%	100.000 00%	0.326 659 899

附表Ⅳ-35　地级市健康保障指数的主成分载荷

变量（评价指标）	第1主成分	第2主成分	第3主成分	第4主成分
C1	0.243 114 360	0.468 399 484	0.467 863 904	0.226 622 421
C2	0.417 624 374	0.265 741 345	−0.300 604 266	−0.264 818 961
C3	0.380 055 543	0.106 418 783	−0.429 331 428	−0.454 402 815
C4	−0.253 639 764	−0.026 003 834	0.522 739 965	−0.783 471 301
C5	0.195 435 399	0.586 941 547	0.232 034 572	−0.038 726 421
C6	0.384 082 187	−0.448 260 296	0.133 245 239	−0.169 093 239
C7	0.382 892 943	−0.353 121 173	0.376 448 019	0.114 439 318
C8	0.474 751 320	−0.166 883 398	0.140 891 623	0.122 537 264

附表Ⅳ-36　地级市健康保障指数中各评价指标的系数

	评　价　指　标	在各地级市中的平均值	在健康保障指数中的系数
健康保障	人均公共财政预算支出(元/人)	10 599.522 35	4.384 226e−5
	城镇居民人均可支配收入(元/人)	31 874.428 57	6.362 282e−5
	农村居民人均可支配收入(元/人)	14 039.275 51	9.477 433e−5
	城镇登记失业率(%)	3.775 055 109	−0.104 471 67
	城镇单位就业人员平均工资(元/人)	64 047.581 63	1.870 159e−5
	每万人口城镇职工基本养老保险参保人数(人/万人)	6 326.272 888	9.813 184e−5
	每万人口城镇基本医疗保险参保人数(人/万人)	5 589.402 252	1.108 039e−4
	每万人口失业保险参保人数(人/万人)	3 009.595 148	2.931 679e−4

参考文献

一、书籍

1．上海师范大学都市文化研究中心、上海华夏社会发展研究院：《2017年中国健康城市研究报告》，上海教育出版社2017年版。

2．孙逊、鲍宗豪：《2016中国健康城市研究报告》，中国社会科学出版社2016年版。

3．鲍宗豪：《2015健康中国研究报告》，中国社会科学出版社2015年版。

4．俞可平：《治理与善治》，社会科学文献出版社2000年版。

5．潘小娟：《中国基层社会重构—社区治理研究》，中国法制出版社2004年版。

6．傅华、李枫：《现代健康促进理论与实践》，复旦大学出版社2003年版。

7．潘家华、魏后凯：《中国城市发展报告No.7聚焦特大城市治理》，社会科学文献出版社2014年版。

8．王鸿春、盛继红：《健康城市蓝皮书：北京健康城市建设研究报告》，社会科学文献出版社2017年版。

9．苏美容、杨志峰：《城市生态系统健康评价理论方法与案例》，科学出版社2017年版。

10．中国科协学会学术部：《第三支力量城市社区保护公众生命健康的医学救援》，中国科学技术出版社2015年版。

11．陈启宁：《规划让城市更健康：健康城市国际研讨会论文选》，苏州大学出版社2015年版。

12．周向红：《健康城市：国际经验与中国方略》，中国建筑工业出版社2008年版。

13．凌丽、[英] 萨拉、张术芳、陈雯：《中国人口流动与健康》，中国社会科学出版社 2015 年版。

14．李忠阳、傅华：《健康城市理论与实践》，人民卫生出版社 2007 年版。

15．解树江、盛继洪：《中国健康城市建设研究报告(2016)》，社会科学文献出版社 2016 年版。

16．国家卫生健康委员会：《2019 中国卫生健康统计提要》，中国协和医科大学出版社 2019 年版。

17．国家卫生计生委宣传司：《健康中国 2030 热点问题专家谈》，中国人口出版社 2016 年版。

18．吕飞：《健康城市建设策略与实践》，中国建筑工业出版社 2018 年版。

19．魏颖：《杭州妇女发展报告》，社会科学文献出版社 2017 年版。

20．高和荣、杨叔禹、姜杰：《社区首诊与健康中国分析报告》，社会科学文献出版社 2017 年版。

21．王鸿春、盛继洪：《中国健康城市建设研究报告》，社会科学文献出版社 2018 年版。

22．鲁新、方鹏骞：《全球健康治理》，人民卫生出版社 2016 年版。

23．武留信：《中国健康管理与健康产业发展报告》，社会科学文献出版社 2019 年版。

24．王亚南、杨正权：《中国健康消费与公共卫生投入双检报告》，社会科学文献出版社 2019 年版。

25．周国梅、张洁清、国冬梅：《"一带一路"生态环境蓝皮书 2018 沿线重点国家环境战略与规划》，中国环境出版社 2018 年版。

26．袁晓玲：《中国环境质量综合评价报告》，中国经济出版社 2019 年版。

27．何军、逯元堂、韩斌、夏颖哲：《中国生态环境 PPP 发展报告》，中国环境出版社 2019 年版。

28．许开鹏、王金南、王夏晖、王晶晶：《中国生态环境区划发展报告》，中国环境出版社 2019 年版。

29．潘家华、庄贵阳：《中国生态建设与环境保护》，社会科学文献出版社 2018 年版。

30．王五一：《中国区域环境健康与发展综合分析》，中国环境出版社 2014 年版。

31．翟绍果：《从医疗保险到健康保障的偿付机制研究》，中国社会科学出版社 2014 年版。

32．高星：《健康保障与经济社会持续发展》，中国人口出版社 2018 年版。

33．周寿祺：《卫生发展与健康保障纵横谈》，复旦大学出版社 2018 年版。

34．余勇晖：《基本医疗服务均等化》，浙江大学出版社 2017 年版。

35．张艳梅：《平等主义医疗资源分配理论研究》，社会科学文献出版社 2018 年版。

36．王肇奇：《医疗资源合理化配置研究：基于利益相关者视角》，中国医药科技出版社 2016 年版。

37．陶红兵：《医院医疗资源利用效率评价及其适宜规模研究》，科学出版社 2016 年版。

38．中国工程院：《智慧医疗与医疗资源优化配置》，高等教育出版社 2016 年版。

39．张跃国、黄玉：《广州社会保障发展报告 2017 就业保障》，社会科学文献出版社 2017 年版。

40．岳经纶、黄远飞：《广州社会保障改革发展报告 2017》，人民出版社 2017 年版。

41．郑功成：《中国社会保障发展报告 2018》，中国劳动社会保障出版社 2018 年版。

42．王延中：《中国社会保障发展报告 2018 社会保险征费体制改革》，社会科学文献出版社 2018 年版。

43．胡宏伟：《城镇居民基本医疗保险与国民健康：政策评估与机制分析》，人民出版社 2016 年版。

44．黄开斌：《健康中国：国民健康研究》，红旗出版社 2016 年版。

45．孙卫：《构建新型卫生健康信息生态体系：信息化助力全方位全周期保障人民健康》，电子工业出版社 2017 年版。

46．孙淑军、武志昂：《卫生支出、人民健康与经济增长的关系研究》，辽宁大学出版社 2018 年版。

47．中国人口与发展研究中心：《中国健康扶贫研究报告》，人民出版社 2019 年版。

48．翟绍果：《共建共享健康中国：国民健康保障均等受益研究》，生活·读书·新知三联书店出版社 2019 年版。

49．国家卫生健康委员会:《中国流动人口发展报告：2018》,中国人口出版社 2019 年版。

50．国家卫生和计划生育委员会:《〈“健康中国 2030”规划纲要〉辅导读本》,人民卫生出版社 2017 年版。

51．郑文韬:《迈向健康中国——卫生改革路线图构想》,同济大学出版社 2017 年版。

52．中共中央国务院:《“健康中国 2030”规划纲要》,人民出版社 2016 年版。

53．田艳芳:《健康对中国经济不平等的影响》,中央编译出版社 2015 年版。

54．胡伟略:《人口健康发展经济学研究》,中国社会科学出版社 2015 年版。

55．凌莉:《中国人口流动与健康》,中国社会科学出版社 2015 年版。

56．王卫国、徐勇:《现代健康城市科学管理探索与研究》,光明日报出版社 2014 年版。

57．王培玉:《健康管理学》,北京大学医学出版社 2012 年版。

58．哈维·戴蒙德:《健康生活新开始》,南海出版社 2010 年版。

59．江捍平:《健康与城市：城市现代化的新思维》,中国社会科学出版社 2010 年版。

60．中华人民共和国国家统计局:《2018 中国统计年鉴》,中国统计出版社 2018 年版。

61．中华人民共和国国家统计局:《2017 中国统计年鉴》,中国统计出版社 2017 年版。

62．中国卫生和计划生育统计年鉴委员会:《2018 年中国卫生健康统计年鉴》,中国协和医科大学出版社 2018 年版。

63．国家统计局社会科技和文化产业统计司:《2017 年中国社会统计年鉴》,中国统计出版社 2018 年版。

64．《中国省市经济发展年鉴》编委会:《2018 中国省市经济发展年鉴》,中国财政经济出版社 2019 年版。

65．国家统计局城市社会经济调查司:《2018 中国城市统计年鉴》,中国统计出版社 2018 年版。

二、论文

1．袁廿一、张东献、刘学军：《新时代“健康文化”的概念建构及路径启示——以海南省“健康文化”建设为例》，《江汉大学学报(社会科学版)》2019年第4期。

2．李勋来、张梦琦：《健康中国背景下我国健康城市建设水平的比较研究——基于计划单列市中7个示范城市的分析》，《山东社会科学》2019年第7期。

3．崔树义、杨素雯：《健康中国视域下的“医养结合”问题研究》，《东岳论丛》2019年第6期。

4．李慧：《习近平关于卫生健康重要论述的研究》，《科学社会主义》2019年第3期。

5．任洁、王德文：《健康治理：顶层设计、政策工具与经验借鉴》，《天津行政学院学报》2019年第3期。

6．李昶达、韩跃红：《健康中国评价指标体系的构建》，《统计与决策》2019年第9期。

7．汤大朋、马新飞、倪菲菲、黄滋淳：《“健康中国”背景下中医药服务能力的内涵构成及提升路径对策》，《中国卫生事业管理》2019年第3期。

8．刘继同：《中国社会医疗保险制度40年的历史经验、结构困境与改革方向》，《人文杂志》2019年第3期。

9．刘艳飞、胡晓辉：《健康中国战略下的健康服务供给模式优化研究》，《福建论坛(人文社会科学版)》2019年第3期。

10．胡雯：《健康中国背景下机构改革助力医养结合发展的方案构想》，《行政管理改革》2019年第2期。

11．黄玉捷：《“健康中国”指标背景下全国健康水平及地区差距》，《科学发展》2019年第2期。

12．彭翔、张航：《健康中国视角下健康风险治理探讨》，《宁夏社会科学》2019年第1期。

13．鲍勇：《中国健康产业发展机遇和挑战：基于健康中国的思考》，《中国农村卫生事业管理》2019年第2期。

14．韩喜平、孙小杰:《全面实施健康中国战略》,《前线》2018 年第 12 期。

15．单菁菁、苗婷婷:《以人为核心,推动健康中国建设》,《团结》2018 年第 6 期。

16．杨立华、黄河:《健康治理:健康社会与健康中国建设的新范式》,《公共行政评论》2018 年第 6 期。

17．迟春花:《“健康中国 2030”与全科医生队伍建设》,《领导科学论坛》2018 年第 24 期。

18．万瑜、陈莉斯:《取消以药养医,县级医院如何破局》,《人民周刊》2018 年第 23 期。

19．郭超:《从“健康中国”到“健康亚太”:以健康助力“人类命运共同体”》,《人口与发展》2018 年第 5 期。

20．王振杰:《大数据与健康中国战略实施》,《人口与发展》2018 年第 5 期。

21．马晓伟:《以人民健康为中心　实施健康中国战略》,《求是》2018 年第 20 期。

22．张颖熙、夏杰长:《新时代健康服务业发展的战略思考》,《劳动经济研究》2018 年第 5 期。

23．曹琦、崔兆涵:《我国卫生政策范式演变和新趋势:基于政策文本的分析》,《中国行政管理》2018 年第 9 期。

24．陈晋阳:《我国大气污染致居民健康经济损失研究进展》,《南京医科大学学报(社会科学版)》2018 年第 4 期。

25．李海明、王有强:《卫生资源投入与健康中国建设:基于价值的卫生系统视角》,《中国行政管理》2018 年第 8 期。

26．刁丽、何克春:《建设健康中国面临的挑战与对策》,《现代医院》2018 年第 8 期。

27．黄河:《健康中国战略视域下传统文化传播问题与对策》,《边疆经济与文化》2018 年第 8 期。

28．王琳:《习近平“健康中国”战略思想研究——伦理与经济二维视角》,《天津师范大学学报(社会科学版)》2018 年第 4 期。

29．朱光明、谭相东:《关于加快实施健康中国战略的几点思考》,《东岳论丛》2018 年第 7 期。

30．蒲水涵:《基层医院:健康中国的“守门人”》,《中国政协》2018 年第

12期。

31．李达宁：《“健康中国”战略背景下医疗健康产业的发展现状及变革趋势分析》，《经济研究导刊》2018年第20期。

32．姚力：《卫生工作方针的演进与健康中国战略》，《当代中国史研究》2018年第3期。

33．李乐乐：《“健康中国”战略下我国医疗服务综合治理研究》，《汕头大学学报（人文社会科学版）》2018年第3期。

34．于潇、包世荣：《健康中国背景下医养结合养老模式研究》，《社会科学战线》2018年第6期。

35．孙东东、丁佳丽、魏鲁霞：《健康中国建设背景下我国中医院发展逻辑问题研究》，《中国卫生事业管理》2018年第6期。

36．仇雨临、王昭茜：《全民医保与健康中国：基础、纽带和导向》，《西北大学学报（哲学社会科学版）》2018年第3期。

37．刘昉、张红培、蔡仕魁、杨洪伟：《中国共产党推动卫生与健康事业发展的伟大实践》，《中国医院管理》2018年第6期。

38．张晓欢、张云飞：《中医药供给侧结构性改革研究》，《中国市场》2018年第23期。

39．朱慧劼、风笑天：《“健康中国”背景下的健康不平等》，《学习与实践》2018年第4期。

40．包世荣、唐魁玉：《国外医养结合养老模式及其对中国的启示》，《哈尔滨工业大学学报（社会科学版）》2018年第2期。

41．李斌：《全面深入实施健康中国战略》，《求是》2018年第6期。

42．宋新明：《全生命周期健康：健康中国建设的战略思想》，《人口与发展》2018年第1期。

43．单菁菁：《建设健康中国：现状、问题与对策》，《中州学刊》2018年第2期。

44．郑玮、董葱：《健康中国视角下“互联网＋医疗”发展现状及思考》，《中国公共卫生管理》2017年第6期。

45．汪雄、邓星华：《〈全民健身计划（2016—2020年）〉的政策工具分析》，《南京体育学院学报（社会科学版）》2017年第6期。

46．华颖：《健康中国建设：战略意义、当前形势与推进关键》，《国家行政学院学报》2017 年第 6 期。

47．朱敖荣：《贯彻中共十九大精神　为健康中国事业做贡献》，《中国农村卫生事业管理》2017 年第 11 期。

48．孟庆跃：《创新建设健康中国的动力》，《中国卫生》2016 年第 1 期。

49．王勇、林晓红、周双超：《健康中国建设中人口问题与对策建议》，《人口与计划生育》2016 第 1 期。

50．肖月：《推进"健康中国"建设的目标、路径及任务浅析》，《人口与计划生育》2016 第 2 期。

51．张菀航：《以五大发展理念引领"健康中国"建设》，《中国发展观察》2016 年第 3 期。

52．詹洪春、刘志学、李斌：《"四个全面"战略布局推进"健康中国"建设》，《中国医药导报》2016 年第 8 期。

53．谢和成：《马克思卫生思想视域下构建健康中国的研究》，《中国农村卫生事业管理》2015 年第 7 期。

54．《健康中国、医疗卫生改革与科学健康观研讨会》，《中国医学伦理学》2014 年第 4 期。

55．Lópezcima M F，Garcíapérez J，Pérezgómez B，et al. "Lung Cancer Riskand Pollution in an Industrial Region of Northern Spain：a Hospital-basedCase-control Study"，*International Journal of Health Geographics*，2011(02).

56．迟妍妍、张惠远、饶胜等：《珠江三角洲土地利用变化对特征大气污染物扩散的影响》，《生态环境学报》2013 年第 10 期。

57．鲁斐栋、谭少华：《建成环境对体力活动的影响研究：进展与思考》，《国际城市规划》2015 年第 2 期。

58．罗勇：《中国健康城市发展现状、问题及对策》，《中国公共卫生》2011 年第 10 期。

59．王晓光：《431 名围生期孕产妇的膳食营养相关母婴健康素养调查分析》，吉林大学 2013 年。

60．杨盛、王新：《鞍山市基层疾病预防控制体系建设情况调查》，《中国社会医学杂志》2016 年第 2 期。

61．吕书红、卢永：《我国健康城市建设面临的机遇实施对策分析》，《中国健康教育》2017 年第 11 期。

62. 宋君:《健康城市建设中多部门合作现状与对策研究》,《医学与哲学》2014 年第 5 期。

63. 马琳、董亮:《郑英:"健康城市"在中国的发展与思考》,《医学与哲学》2017 年第 8 期。

64. 苗艳青:《健康城市: 实现健康促进的有力抓手》,《中国卫生》2017 年第 7 期。

65. 王鸿春:《建设健康城市保障和改善民生》,《红旗文稿》2011 年第 23 期。

66. 姜小翠:《城市食品安全危机的协同治理》,《湖南广播电视大学学报》2012 年第 3 期。

67. 黄如欣:《医疗服务市场需求的特点》,《中国医院管理》2011 年第 13 期。

68. 陈苒:《健康管理服务的实践回顾》,《华南国防医学杂志》2008 年第 4 期。

69. 丁慧、陶诚:《青岛市健康城市评价指标体系探讨》,《中国卫生质量管理》2016 年第 6 期。

70. 陈钊铰、许亮文:《健康城市评估与指标体系研究》,《健康研究》2013 年第 1 期。

71. 袁爽秋、李立明:《健康城市建设的理论与实践》,《环境与职业医学》2008 年第 2 期。

72. 梁鸿、曲大维、许非:《健康城市及其发展: 社会宏观解析》,《社会科学》2003 年第 11 期。

73. 黄文杰、白瑞雪、胡萍等:《关于健康城市指标体系的描述性系统评价》,《医学与哲学》2017 年第 2 期。

74. 陈柳钦:《健康城市建设及其发展趋势》,《中国市场》2010 年第 33 期。

75. 卢虹虹、王德耀:《生态环境因素对健康城市发展的影响》,《福建论坛(社科教育版)》2011 年第 12 期。

76. 杨涛:《健康交通与健康城市》,《城市交通》2013 年第 1 期。

77. 杨国安:《公众参与模式在健康城市建设中的应用研究》,《中国健康教育》2010 年第 10 期。

78．王红雨：《世界健康城市建设对城市居民健身锻炼影响的评价指标体系》，《廊坊师范学院学报（自然科学版）》2013 年第 13 期。

79．陈柳钦：《健康城市：城市发展的新追求》，《学理论》2008 年第 6 期。

80．曹承建、朱媛媛、李金涛：《创建健康城市的健康单位评价指标体系构建研究》，《浙江预防医学》2015 年第 7 期。

81．林钢：《我国健康城市规划策略初探》，《黑龙江科技信息》2015 年第 24 期。

82．傅华、玄泽亮、李洋：《中国健康城市建设的进展及理论思考》，《医学与哲学》2007 年第 1 期。

83．陈钊娇、许亮文：《国内外建设健康城市的实践与新进展》，《卫生软科学》2013 年第 4 期。

84．李王锋、张天柱：《资源型城市循环经济评价指标体系研究》，《科学与科学技术管理》2005 年第 8 期。

85．翟羽佳、郭谈、尤海菲等：《国际健康城市计划的理论与实践》，《医学与哲学》2014 年第 7 期。

86．马向明：《健康城市与城市规划》，《城市规划》2014 年第 3 期。

87．戴旭志：《健康城市战略与智慧城市》，《城市管理与科技》2017 年第 3 期。

88．杨忍忍、王继伟、夏娟等：《我国及部分发达国家健康城市建设进展及现状》，《上海预防医学》2017 年第 10 期。

89．傅华、戴俊明、高俊岭：《健康城市评价：改进重于达标》，《中国卫生》2017 年第 11 期。

90．单菁菁、武占云：《西部地区健康城市发展评估与分析》，《开发研究》2017 年第 10 期。

91．李光耀、李忠阳、唐琼等：《上海市健康城市建设 15 年实践回顾及发展思考》，《上海预防医学》2017 年第 10 期。

92．武占云、单菁菁：《健康城市的国际实践及发展趋势》，《城市观察》2017 年第 6 期。

93．包庆德：游牧文明：《生存智慧及其生态维度研究评述》，《内蒙古社会科学（汉文版）》2015 年第 1 期。

94．郭岩、谢静：《用一代人时间弥合差距——健康社会决定因素理论及其国际经验》,《北京大学学报(医学版)》2009年第2期。

95．马晓惠:《从〈寂静的春天〉到〈我们共同的未来〉——可持续发展概念的形成与发展》,《海洋世界》2012年第6期。

96．章舒莎、李宇阳:《健康城市理论研究综述》,《科技视界》2014年第20期。

97．杨玉洁、雷海潮:《国外健康城市建设的新进展与启示》,《医学与社会》2016年第8期。

98．邢育健、乔磊等:《健康城市运行机制的评估——SPIRIT框架》,《中国健康教育》2011年第11期。

99．石光、韦潇、汝丽霞:《卫生政策的优先重点:健康和健康不公平的社会决定因素》,《卫生经济研究》2012年第5期。

100．杜微、郑金贵:《福州市健康城市建设的思路与策略》,《福州大学学报(哲学社会科学版)》2012年第6期。

101．李晓雯、刘军、方敏等:《浅析健康促进在创建健康城市中的作用》,《公共卫生与预防医学》2015年第6期。

102．陈明星:《健康城市化:新的发展理念及其政策含义》,《人文地理》2011年第2期。

103．牛文元:《可持续发展理论的内涵认知——纪念联合国里约环发大会20周年》,《中国人口资源与环境》2012年第5期。

104．祖琦:《欧洲"健康城市"研究评述》,《城市问题》2007年第5期。

105．魏敏:《我国38个城市试点健康城市建设》,《中医药管理杂志》2016年第23期。

106．牛文元:《中国可持续发展的理论与实践》,《中国科学院院刊》2012年第3期。

107．覃剑:《我国城市病问题研究:源起、现状与展望》,《现代城市研究》2012年第5期。

108．潘峰:《目标新内涵　发展新理念　行动新举措——党的"十三五"规划建议的创新亮点》,《理论探索》2016年第1期。

109．石超:《当前五大发展理念研究综述》,《高校社科动态》2017年第9期。

110．朱霖、陆献耀:《衢州市建设健康城市的基础评价与发展对策》,《中国农村卫生事业管理》2017 年第 5 期。

111．洪治:《健康促进：城市在行动》,《小康》2016 年第 29 期。

112．邓儒涵:《美丽与发展共赢——浅析生态城市理论》,《东方企业文化》2013 年第 1 期。

113．耿香玲、顾微、周蓓:《健康城市建设中合作共治理论的探索与实践——以江苏常熟市为例》,《苏州科技学院学报(社会科学版)》2012 年第 6 期。

114．蒋艳灵、刘春腊、周长青等:《中国生态城市理论研究现状与实践问题思考》,《地理研究》2015 年第 12 期。

115．张天尧:《生态学视角下健康城市规划理论框架的构建》,《规划师》2015 年第 6 期。

116．张艳春、秦江梅:《将健康融入所有政策视角下慢性病防控的挑战与对策——基于我国健康城市的典型调查》,《中国卫生政策研究》2014 年第 1 期。

117．向春玲:《中国城镇化进程中的“城市病”及其治理》,《新疆师范大学学报(哲学社会科学版)》2014 年第 2 期。

118．内宪夫、张麓曾:《世界卫生组织关于“健康促进”的渥太华宪章》,《中国健康教育》1990 年第 5 期。

119．王艳菲:《浅谈新公共管理理论》,《青年时代》2015 年第 2 期。

120．郁建兴、任泽涛:《当代中国社会建设中的协同治理一个分析框架》,《学术月刊》2012 年第 8 期。

121．杨永春:《生态城市理论研究进展》,《地域研究与开发》2004 年第 12 期。

122．朱伟坤、汪顺生:《生态城市理论与发展》,《广西城镇建设》2009 年第 1 期。

123．王鸿春、鹿春江:《北京站在建设健康城市的新起点》,《前线》2011 年第 10 期。

124．袁建军:《新型城镇化进程中社区社会组织发展的三重困境》,《天津社会科学》2014 年第 5 期。

125．于海宁、成刚、徐进等:《我国健康城市建设指标体系比较分析》,《中国卫生政策研究》2012 年第 1 期。

126．孙姗姗、张京祥、李志江:《基本公共服务设施布局均等化研究进展》,《经济坛》2011 年第 3 期。

127．刘兴志、程玉兰:《健康村建设效果评估研究进展》,《中国健康教育》

2011年第6期。

128．田向阳：《健康村研究进展》，《中国健康教育》2010年第7期。

129．黄敬亨：《国际健康促进运动的发展历程》，《中国健康教育》2007年第11期。

130．李光全：《健康城镇化内涵与实现路径的理论建构》，《北华大学学报（社会科学版）》2013年第6期。

131．邢育健：《健康城市——21世纪城市化发展的一项新目标》，《江苏卫生保健》2001年第4期。

132．韩铁光、黄映翠、杨国安等：《某市市民健康城市建设认知和需求评价》，《中国医药指南》2012年第10期。

133．许国章、程志华、马藻骅：《宁波建设健康城市的可行性研究》，《中国公共卫生管理》2006年第6期。

134．邓曲恒：《健康在经济增长中的作用——基于中国省级面板数据的研究》，《浙江学刊》2007年第1期。

135．梁鸿、许非、王云竹等：《论健康城市与社会经济发展》，《中国卫生经济》2003年第7期。

136．袁雁飞、王林、夏宏伟等：《将健康融入所有政策理论与国际经验》，《中国健康教育》2015年第1期。

137．张成海：《统一追溯编码标准、完善机制、共享数据——追溯的历史、现状、趋势与对策》，《条码与信息系统》2018年第1期。

138．刘正山：《奔向健康城市，我们在路上》，《金融博览》2019年第9期。

139．何志辉、陈霄、赵旭钦、孙倩：《国内外健康城市建设实践进展与启示》，《华南预防医学》2019年第4期。

140．靳娟、张瑛：《我国健康城市健康村建设的思考》，《华南预防医学》2019年第3期。

141．徐媛、李林、魏仁敏：《健康中国背景下健康城市建设的发展实践与启示》，《卫生软科学》2019年第4期。

142．陈霄、何志辉、刘文华：《健康城市的概念、现状与挑战》，《华南预防医学》2019年第1期。

143．李亚姗、戚智勇、彭帅军、程子君：《我国健康城市建设实践及其发展对策研究》，《中外建筑》2018年第11期。

144．石琦:《“将健康融入所有政策”的内涵与发展》,《中国健康教育》2019年第3期。

145．傅华:《“健康城市中的健康促进途径”专栏导读》,《健康教育与健康促进》2019年第1期。

146．谢劲、金晓芳:《运动健康城市建设的研究综述与展望》,《科学大众》2019年第6期。

147．陈子彦、邱冰:《国内城市开放空间与公共健康现状研究》,《南京林业大学学报》2019年第2期。

148．杨洁:《基于健康城市理念的可持续交通策略》,《城市住宅》2019年第5期。

149．袁茂阳:《公共卫生问题、城市化与健康城市之间的联系》,《中国卫生标准管理》2019年第3期。

150．冷红、李姝媛:《城市绿色空间规划健康影响评估及其启示》,《城市与区域规划研究》2018年第4期。

151．杨立华、黄河:《健康治理: 健康社会与健康中国建设的新范式》,《公共行政评论》2018年第6期。

152．傅华:《健康促进评价与方法学专栏导读》,《健康教育与健康促进》2018年第5期。

153．刘晓俊、刘继恒:《建立健康影响评价机制　助推“健康城市建设”》,《人口与计划生育》2018年第10期。

154．柴竹青:《卫生城市视角下的健康城市建设》,《财经界》2018年第18期。

155．曹艳林:《健康中国法制保障探讨》,《中国医院》2017年第1期。

156．于靖园:《全球市长的健康共识》,《小康》2016年第29期。

157．傅卫:《坚持健康优先　共筑美好家园》,《小康》2017年第1期。

158．姜斌:《探索健康城市之路: 论城市自然之于精神健康的益处》,《城乡规划》2018年第3期。

159．武占云、单菁菁:《建设健康城市,打造健康中国》,《环境经济》2016年第Z9期。

160．陈春、陈勇、于立、周伟:《为健康城市而规划: 建成环境与老年人身体质量指数关系研究》,《城市发展研究》2017年第4期。

161．安蔚：《城市的“健康”路径》，《决策》2017年第Z1期。

162．龙灏、张玛璐：《健康城市建设背景下我国综合医院建筑发展的驱动力与现状思考》，《上海城市规划》2017年第3期。

163．任泳东、吴晓莉：《儿童友好视角下建设健康城市的策略性建议》，《上海城市规划》2017年第3期。

164．毛海洋：《医院智能化创新》，《中国卫生人才》2017年第7期。

165．蔡新院：《浅谈健康城市建设的思路与对策》，《城市建设理论研究》2017年第23期。

166．奚源：《地方政府健康城市建设研究——基于完善电子政务的视角》，《电子政务》2017年第8期。

167．徐琴、苗国：《江苏健康城市建设如何迈上新台阶》，《群众》2017年第16期。

168．黄艳群：《浅谈健康城市建设中流动人口的健康促进问题》，《法制博览》2017年第32期。

169．丁宁：《健康城市启程》，《走向世界》2016年第3期。

170．钱芳、潘魁晓、奚冠东：《面向健康城市的负离子生活圈构建初探》，《建筑与文化》2016年第5期。

171．王兰、凯瑟琳罗斯：《健康城市规划与评估：兴起与趋势》，《国际城市规划》2016年第4期。

172．顾建军：《以医药产业促进健康城市的探索》，《前进论坛》2016年第10期。

173．薛东明：《新形势下医疗保障工作探析》，《现代商贸工业》2019年第30期。

174．金勇、何鹏：《医联体强基层的实践与探索》，《经济师》2019年第9期。

175．梅正午、孙玉栋、丁鹏程：《公共服务供给水平对居民获得感影响研究》，《价格理论与实践》2019年第5期。

176．赵汗澜、钟敏：《关于我国“看病难、看病贵”的困境与政策改进》，《农村经济与科技》2019年第16期。

177．王秀华：《分级诊疗下优质医疗卫生资源下沉共享措施探讨》，《河南医学研究》2019年第16期。

178．李海洋、高鸿：《医联体管理模式的现状和思考》，《中国卫生产业》

2018 年第 33 期。

179．孔艺颖：《我国医疗卫生体制历史沿革、问题根源与对策建议》，《发展研究》2018 年第 10 期。

180．贾亚琦：《试谈分级诊疗之制度性约束的完善》，《医学与法学》2018 年第 6 期。

181．侯朝宣、于浩：《保障每位公民享有健康的权利》，《中国人大》2019 年第 17 期。

182．连漪：《筑牢妇幼健康保障防线》，《中国卫生》2019 年第 8 期。

183．刘峻屹、韩益鹏：《完善劳动社会保障制度　促进灵活就业健康发展》，《经济师》2019 年第 7 期。

184．范立强：《织牢群众健康保障网》，《当代广西》2019 年第 3 期。

185．刘颖：《浅析当前我国社会保障制度改革的成效和难点》，《中外企业家》2019 年第 27 期。

186．鲁元平、王军鹏、李文健：《基本养老保险与居民再分配偏好》，《中南财经政法大学学报》2019 年第 5 期。

187．梁向东、梁朋：《推进基本公共服务均等化　实现经济社会协调发展》，《中国党政干部论坛》2019 年第 9 期。

188．龚锋、王昭、余锦亮：《人口老龄化、代际平衡与公共福利性支出》，《经济研究》2019 年第 8 期。

189．冯巍：《社会保障与经济发展之间的探究关系》，《劳动保障世界》2019 年第 23 期。

190．张晋龙：《习近平总书记关于社会建设重要论述的理论逻辑》，《福州党校学报》2019 年第 4 期。

191．董鹏、何翔、李兹强：《构建社保转移支付网络要义》，《新理财》2019 年第 8 期。

192．陈新光：《全面推进“健康中国”战略要以“健康城市”为重中之重》，中国日报中文国际网，2018 年 1 月 1 日。

193．蔡钰、贾鹏飞：《从改革开放历程看我国社会保障的新发展》，《齐齐哈尔大学学报》2019 年第 8 期。

194．陈新光、王诗浩、曾希萌：《关于建设国际宜居城市的思考》，《海峡科学》2018 年第 8 期。

195．章君蕊：《我国社会保障对城乡居民消费的影响》，《中外企业家》2018年第25期。

196．吴丽丽：《城镇化进程中社会保障的城乡一体化统筹研究》，《辽宁工业大学学报》2019年第1期。

图书在版编目(CIP)数据

2018年中国健康城市研究报告 / 上海师范大学都市文化研究中心，上海华夏社会发展研究院编. —上海：上海教育出版社，2019.12
ISBN 978-7-5444-9613-1

Ⅰ. ①2… Ⅱ. ①上… ②上… Ⅲ. ①城市卫生—研究报告—中国—2018 Ⅳ. ①R126

中国版本图书馆CIP数据核字(2019)第258344号

责任编辑 林凡凡
封面设计 毛结平

2018年中国健康城市研究报告
上海师范大学都市文化研究中心、上海华夏社会发展研究院 编

出版发行 上海教育出版社有限公司
官 网 www.seph.com.cn
地 址 上海永福路123号
邮 编 200031
印 刷 启东市人民印刷有限公司
开 本 700×1000 1/16 印张 16
字 数 270千字
版 次 2019年12月第1版
印 次 2019年12月第1次印刷
书 号 ISBN 978-7-5444-9613-1/R·0019
定 价 68.00元

如发现质量问题，读者可向本社调换 电话：021-64377165